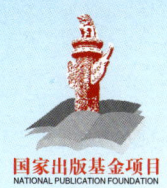

"十三五"国家重点图书出版规划项目

总主编 付小兵

创面治疗新技术的研发与转化应用系列丛书

第17册

血管疾病所致创面的诊治

XUEGUAN JIBING SUOZHI CHUANGMIAN DE ZHENZHI

本册主编 徐 欣 刘 暴 赵 珺

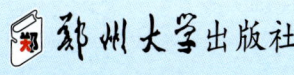

郑州大学出版社

郑州

图书在版编目(CIP)数据

血管疾病所致创面的诊治/徐欣,刘暴,赵珺主编.—郑州:郑州大学出版社,2019.9

(创面治疗新技术的研发与转化应用系列丛书/付小兵总主编;第17册)

ISBN 978-7-5645-4367-9

Ⅰ.①血… Ⅱ.①徐…②刘…③赵… Ⅲ.①创伤-诊疗 Ⅳ.①R641

中国版本图书馆 CIP 数据核字(2019)第 104555 号

郑州大学出版社出版发行
郑州市大学路 40 号　　　　　　　邮政编码:450052
出版人:张功员　　　　　　　　　发行电话:0371-66966070
全国新华书店经销
河南瑞之光印刷股份有限公司印制
开本:880 mm×1 230 mm　1/32
印张:7.25
字数:209 千字
版次:2019 年 9 月第 1 版　　　　印次:2019 年 9 月第 1 次印刷

书号:ISBN 978-7-5645-4367-9　　　定价:90.00 元

本书如有印装质量问题,由本社负责调换

总主编简介

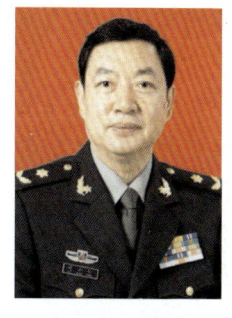

付小兵，中国工程院院士，教授、创伤外科研究员、博士研究生导师。现任中国人民解放军总医院生命科学院院长，基础医学研究所所长，全军创伤修复与组织再生重点实验室主任，北京市皮肤损伤修复与组织再生重点实验室主任等职务。任南开大学教授，北京大学、中国医科大学等国内10余所著名大学客座教授。

学术任职：担任国际创伤愈合联盟（WUWHS）执行委员、亚洲创伤愈合学会（AWHA）主席、国务院学位委员会学科评议组成员、国家自然科学基金评委和咨询委员、国家技术发明奖和国家科技进步奖评委、国家高技术发展项目（"863"项目）主题专家、中国工程院医药卫生学部副主任、中国生物材料学会理事长、中华医学会理事、中华医学会组织修复与再生分会主任委员、中华医学会创伤学分会主任委员、前任主任委员和名誉主任委员、全军医学科学技术委员会常委、全军战创伤专业委员会主任委员，国际《创伤修复与再生杂志》（WRR）、《国际创伤杂志》（IWJ）、《国际下肢损伤杂志》（IJLEW）、国际《创伤治疗进展》（AWC）、《再生医学研究》（RMR）、《中国科学：生命科学》及《中华创伤杂志》（中、英文版）编委，《解放军医学杂志》总主编、《军事医学研究》（MMR）主编等学术职务。1995年国家杰出青年基金获得者，2009年当选为中国工程院院士，2018年当选为法国医学院外籍院士。

研究贡献：长期从事创（战、烧）伤及其损伤后的组织修复与再生研究工作，主要包括战创伤医学、组织修复和再生医学以及生物治疗学三大领域。重点涉及火器伤与创伤弹道学、生长因子生物学、干细胞诱导分化与组织再生、严重创伤致重要内脏缺血性损伤的主动修复以及体表难愈合创面发生机制与防控等。20世纪80年代中期曾4次赴云南老山前线参加战伤调查和救治,经受了战争的考验并获得宝贵的战伤救治经验。1991年出版了国际上第一部《生长因子与创伤修复》的学术专著,1998年在国际著名医学杂志《柳叶刀》(Lancet)首先报道了成纤维细胞生长因子对烧伤创面的多中心治疗结果,推动了我国基因工程生长因子类国家一类新药的研发与临床应用,被英国广播公司(BBC)以"把牛的激素变成了治疗烧伤药物"进行高度评价。2001年再次在《柳叶刀》(Lancet)上报道了表皮细胞通过去分化途径转变为表皮干细胞的重要生物学现象,为组织修复和再生提供了原创性的理论根据,被国际同行以"相关研究对细胞去分化给予了精彩的总结"和"是组织修复与再生的第4种机制"等进行充分肯定。2007年与盛志勇院士一起带领团队在国际上首先利用自体干细胞再生汗腺获得成功,为解决严重创(烧)伤患者后期的出汗难题提供了基础,被国际同行评价为"里程碑式的研究"。2008年发现并在国际上首先报道了中国人体表慢性难愈合创面流行病学变化的新特征,推动了中国慢性难愈合创面创新防控体系的建立并取得显著效果,被国际同行以"向东方看"进行高度评价,该成果获2015年度国家科技进步奖一等奖。

作为首席科学家获国家重点基础研究发展计划项目("973"项目)、国家重点研发计划项目、国家自然科学基金创新群体项目(连续三期)、国家杰出青年科学基金(1995年度)、全军"十二五"和"十三五"战创伤重大项目等28项资助。主编《中华战创伤学》《中华创伤医学》《再生医学:原理与实践》《现代创伤修复学》、英文版 Advanced Trauma and Surgery 和 Cellular Dedifferentiation and Regenerative Medicine 等专著26部,参编专著30余部,在《柳叶刀》(Lancet)和其他国内外杂志发表论文600余篇。特别是2012年应《科学》(Science)杂志社邀请,组织中国科学家在该杂志出版了一期有关《中国的再生医学》(Regenerative Medicine in China)的增刊,显著提升了我国再生医学在国际上的影响。获国家和军队二等奖以上成果23项,其中以第一完成人获国家科技进步奖一等奖1项、二等奖3项和省部级一等奖3项。培养博士研究生、博士后研究人员等70

余人。

个人荣誉:1993年获"国务院政府特殊津贴",被评为"首届全国百名优秀中青年医学科技之星"。1995年和2004年分别获"总后十大杰出青年"和"科技金星"等荣誉称号。2002年和2004年分别获"求是杰出青年奖"和中国工程院"光华青年奖"。2008年获"中国人民解放军杰出专业技术人才奖"。2009年获"何梁何利基金科学与技术进步奖"。2008年被国际创伤愈合联盟授予"国际创伤修复研究终身成就奖"(Lifetime Achievement Award),为获此殊荣的唯一华人学者。2011年获中欧创伤修复联盟"终身成就奖"。2012年当选为"科学中国人2012年年度人物",并被评为"全军优秀共产党员"。2013年获"中华创伤医学终身成就奖"和"中华烧伤医学终身成就奖"。2014年被评为"全军优秀教师",2016年被评为全国优秀科技工作者。2012年和2018年分别被中共中央宣传部和中央军委政治工作部作为科技创新重大典型在全国宣传。荣立个人一等功1次、二等功3次和三等功1次。

主编简介

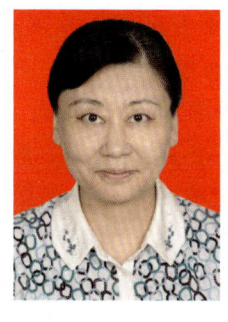

徐欣,女,医学博士,教授,主任医师,硕士研究生导师,复旦大学附属中山医院血管外科主任,滨州医学院客座教授。

学术任职:上海中西医结合学会介入专委会副主委,中国医疗保健国际交流促进会血管外科专业委员会委员,中国老年学学会老年医学委员会血管外科委员会委员,中国医师协会腔内血管学专业委员会主髂动脉疾病专家委员会第一届委员会副主任委员,中国医疗保健国际交流促进会糖尿病足分会委员,血管国际联盟中国分会血管损伤学组副主委,上海市血管外科第一届专委会委员。《外科理论与实践》《中国外科基础与临床杂志》《临床误诊误治杂志》《中华血管外科杂志》等编委。

专业特长:血管外科专业。曾在德国莱比锡心血管中心、德国 Herz-Zentrum Bad Krozingen、意大利 Dott Lanfroi Graziani、美国 Baptist Cardio&Vascular Institute 及法国和瑞士等地专研外周血管腔内技术。具有诊断和治疗各类血管外科疾病丰富的临床经验和较高水平的周围血管介入手术操作技巧。

学术成就:运用腔内技术治疗胸腹主动脉瘤和主动脉夹层瘤、外周动脉瘤,治疗颈动脉狭窄、下肢动脉病变等;特别在下肢动脉狭窄闭塞疾病的腔内治疗技术方面处于国内领先地位。在中国核心期刊发表专业论文 100 余篇,参编教材和学术专著多部。

个人荣誉:1996 年获中华医学会外科学第三届全国普外科中青年医学学术交流会优秀论文奖,1997 年获第三届厉树雄教育卫生奖优秀奖,2010 年以来获得华夏医学科技奖一等奖、上海医学科技奖一等奖、中华医学科技奖二等奖、教育部高校科技进步奖二等奖、上海市科技进步奖二等奖、上海市临床医疗成果奖等嘉奖。

主编简介

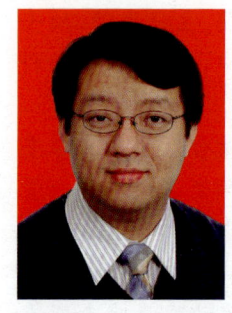

刘暴,教授,主任医师,博士研究生导师,北京协和医院血管外科主任助理。

学术任职:美国血管外科学会(SVS)会员、国际血管联盟中国分会青年委员会副主任委员、中国微循环学会周围血管疾病中青年委员会主任委员、中国微循环学会周围血管疾病专委会委员、海峡两岸医药卫生交流协会血管外科专家委员会委员、中国医疗保健国际交流促进会血管外科专业委员会委员等;《中华外科杂志》《中华医学杂志》《中华医学杂志(英文版)》特约审稿专家,《中国微创外科杂志》通讯编委,《血管外科年鉴(中文版)》编委。

专业特长:主动脉及周围血管疾病的手术和介入治疗。

学术成就:主持及参与国家自然科学基金面上项目1项,北京协和医院重点基金项目2项,北京协和医学院教学科研基金项目、北京市卫健委首发基金重点支持类项目、中央保健专项资金科研课题项目、北京市自然科学基金项目、北京市科委首都特色临床医学基金项目、北京协和医院中青年基金重点项目各1项。发表SCI收录论文10篇,中国核心期刊论文50余篇。

个人荣誉:曾获华夏医学科普奖(第二位),华夏医学科技奖三等奖(第五位),"2012中华外科青年学者奖"。

主编简介

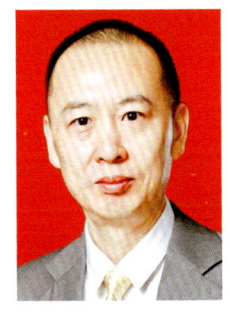

赵珺，医学博士，主任医师，硕士研究生导师。上海交通大学附属第六人民医院血管外科主任。

学术任职：中华医学会外科学分会血管外科学组委员、中国医师协会外科医师分会血管外科医师委员会委员、中国医师协会腔内血管学专业委员会委员、中国研究型医院学会心血管专业委员会委员、中国海峡两岸医药卫生交流协会血管外科专业委员会委员及并发症学组副组长、中国国际医疗保健促进会血管外科专委会常委、中国心血管专家委员会血管外科专委会委员、上海市医学会血管外科分会委员。《中华血管外科杂志》《中国血管外科杂志》《血管与腔内血管外科杂志》《临床普外科杂志》编委。

专业特长：血管外科专业，有较高的临床业务水平和纯熟的手术技巧，善于总结创新，对动静脉疾病的临床诊治积累了大量经验，对一些急、难、险、重、罕见血管疾病的疗法进行了改良，尤其在主动脉病变微创治疗、危重糖尿病足外科综合治疗、下肢深静脉血栓滤器预防肺梗死、下肢静脉曲张微创综合诊治等方面形成了诊疗特色。

学术成就：在国内首批开展主动脉微创腔内诊疗项目。在专业期刊发表论文100篇，参编专著8部，获专利8项。作为主持人或主要参与者完成或正在实施国家、军队、省部级科研项目7项。

个人荣誉：获全军医疗成果一等奖、上海市科技进步奖二等奖各1次。

创面治疗新技术的研发与转化应用系列丛书

编委会名单

总主编
付小兵　中国工程院院士、研究员、教授　中国人民解放军总医院

总主编助理
程　飚　教授、主任医师　中国人民解放军南部战区总医院

编委　（以姓氏笔画为序）
王达利　教授、主任医师　遵义医科大学附属医院
王爱萍　主任医师　中国人民解放军东部战区空军医院
王深明　教授、主任医师　中山大学附属第一医院
冉兴无　教授、主任医师　四川大学华西医院
史春梦　教授　中国人民解放军陆军军医大学
　　　　创伤、烧伤与复合伤国家重点实验室
付小兵　中国工程院院士、研究员、教授　中国人民解放军总医院
吕国忠　主任医师、教授
　　　　江南大学附属医院（无锡市第三人民医院）
朱家源　教授、主任医师　中山大学附属第一医院
刘　锐　副教授、副主任医师　黑龙江省医院
刘　暴　教授、主任医师　北京协和医院
刘　毅　教授、主任医师
　　　　中国人民解放军联勤保障部队第940医院
刘宏伟　教授、主任医师　暨南大学附属第一医院
祁少海　教授、主任医师　中山大学附属第一医院
许樟荣　教授、主任医师
　　　　中国人民解放军战略支援部队特色医学中心

阮瑞霞　副主任护理师、国际造口治疗师
　　　　西安交通大学第一附属医院
李学拥　教授、主任医师
　　　　中国人民解放军空军军医大学第二附属医院
李宗瑜　教授、主任医师　哈尔滨市第五医院
李炳辉　主任医师　华中科技大学同济医学院附属梨园医院
杨彩哲　副主任医师　中国人民解放军空军特色医学中心
肖丽玲　主任医师　暨南大学附属第一医院
吴　军　教授　中山大学附属第一医院
沈余明　教授、主任医师　北京积水潭医院
陆树良　教授、主任医师
　　　　上海交通大学医学院、上海市烧伤研究所
周建大　教授、主任医师　中南大学湘雅三医院
郇京宁　教授、主任医师　上海交通大学医学院附属瑞金医院
官　浩　副教授、副主任医师
　　　　中国人民解放军空军军医大学第一附属医院
赵　珺　主任医师　上海交通大学附属第六人民医院
荣新洲　教授、主任医师　华南理工大学附属第二医院
胡大海　教授、主任医师
　　　　中国人民解放军空军军医大学第一附属医院
胡宏鸯　副主任护师　浙江大学医学院附属邵逸夫医院
姜玉峰　副主任医师
　　　　中国人民解放军战略支援部队特色医学中心
姜笃银　教授、主任医师　山东大学第二医院
贾赤宇　教授、主任医师　厦门大学附属翔安医院
徐　欣　教授、主任医师　复旦大学附属中山医院
郭光华　教授、主任医师
　　　　江西省烧伤研究所、南昌大学第一附属医院
黄晓元　教授、主任医师　中南大学湘雅医院
黄跃生　教授、主任医师　江南大学附属医院(无锡市第三人民医院)
曹烨民　教授、主任医师
　　　　上海中医药大学附属上海市中西医结合医院

章一新　教授、主任医师　上海交通大学附属第九人民医院
韩春茂　教授、主任医师　浙江大学医学院附属第二医院
程　飚　教授、主任医师　中国人民解放军南部战区总医院
温　冰　主任医师　北京大学第一医院
谭　谦　教授、主任医师　南京大学医学院附属鼓楼医院
魏在荣　教授、主任医师　遵义医科大学附属医院

附：分册主编名单

第 1 册　创面治疗新技术总论
　　　　付小兵　陆树良　吴　军
第 2 册　酶与生物清创技术在创面治疗中的应用
　　　　王爱萍
第 3 册　超声与水刀清创技术在创面治疗中的应用
　　　　李宗瑜　刘　锐
第 4 册　光、电及磁在创面治疗中的应用
　　　　程　飚　黄跃生　付小兵
第 5 册　生长因子/细胞因子在创面治疗中的应用
　　　　程　飚　付小兵　韩春茂
第 6 册　细胞治疗在创面修复中的应用
　　　　史春梦　王达利　周建大
第 7 册　组织工程在创面治疗中的应用
　　　　韩春茂　姜笃银　付小兵
第 8 册　氧疗在创面修复中的应用
　　　　刘宏伟　付小兵　肖丽玲
第 9 册　负压封闭引流技术在创面治疗中的应用
　　　　胡大海　郇京宁　官　浩
第 10 册　生物敷料在创面治疗中的应用
　　　　吕国忠
第 11 册　先进敷料在创面治疗中的应用
　　　　李学拥

第 12 册　传统医药在创面治疗中的应用
　　　　　姜玉峰　曹烨民　付小兵

第 13 册　创面的外科治疗
　　　　　刘　毅　黄晓元　沈余明

第 14 册　穿支皮瓣移植技术在创面修复中的应用
　　　　　魏在荣　章一新

第 15 册　创面的内科诊治
　　　　　杨彩哲

第 16 册　糖尿病创面的内科诊治
　　　　　许樟荣　冉兴无

第 17 册　血管疾病所致创面的诊治
　　　　　徐　欣　刘　暴　赵　珺

第 18 册　静脉性溃疡的诊治
　　　　　王深明　胡宏鸯　祁少海

第 19 册　糖尿病足相关特殊诊疗技术
　　　　　温　冰　荣新洲　李炳辉

第 20 册　压力性损伤创面管理与治疗
　　　　　谭　谦

第 21 册　特殊原因创面管理与新技术应用
　　　　　郭光华　史春梦

第 22 册　特殊人群创面管理与新技术应用
　　　　　姜笃银　胡大海

第 23 册　创面的康复
　　　　　吴　军　朱家源

第 24 册　创面愈合的管理
　　　　　贾赤宇

第 25 册　创面的护理
　　　　　阮瑞霞

第 26 册　医源性创面管理与新技术应用
　　　　　程　飚　付小兵

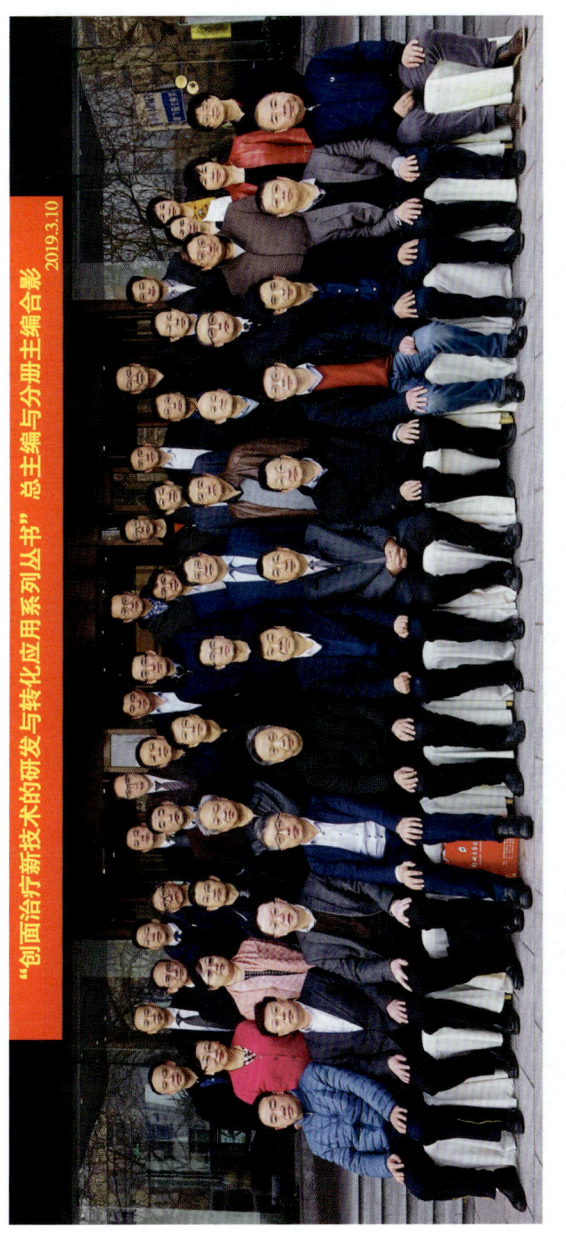

"创面治疗新技术的研发与转化应用系列丛书" 总主编付小兵院士与各分册主编合影

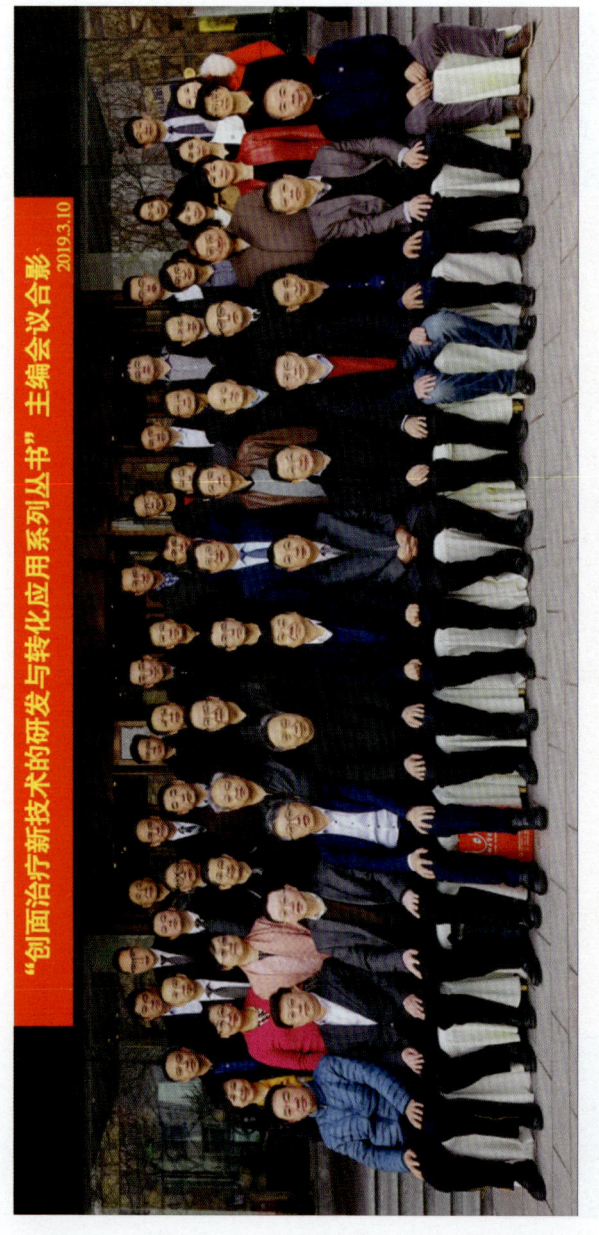

"创面治疗新技术的研发与转化应用系列丛书"主编会议全体与会者合影

第17册 血管疾病所致创面的诊治

作者名单

主　编
徐　欣　教授、主任医师　复旦大学附属中山医院
刘　暴　教授、主任医师　北京协和医院
赵　珺　主任医师　上海交通大学附属第六人民医院

编　委（以姓氏笔画为序）
方豫东　刘　暴　刘坚军　刘晓兵
李　黎　杨　敏　张　婉　张　童
张碧辉　陈跃鑫　赵　珺　徐　欣
殷敏毅　董智慧

内容提要

"创面治疗新技术的研发与转化应用系列丛书"《第17册 血管疾病所致创面的诊治》分4个部分,较系统地介绍了动脉和静脉疾病所致缺血性和淤血性创面及混合型多因性溃疡的病因、临床表现、临床诊断、治疗方法与典型病例。其内容丰富,图文并茂,看图识技,实用性强,便于阅读,可作为血管外科和烧、创伤外科等医疗单位临床医师和初学者的参考书。

创面治疗新技术的研发与转化应用系列丛书
总序

创面治疗是最古老的医学问题之一，同时在现代社会又有重大的治疗需求，由于社会进步、工农业生产的高速发展以及人们生活方式的改变，现在的创伤和创面治疗与以往相比都发生了很大的改变。一是种类明显增多。除传统的由交通事故、工矿事故、火灾事故以及战争与局部冲突等导致的组织损伤外，由疾病导致的组织损伤与创面也明显增多，如糖尿病与动静脉疾病导致的糖尿病足和下肢动静脉性溃疡创面等。二是发生机制更加复杂。除了创伤和创面本身，其病理生理过程还涉及原始疾病治疗以及老龄化等许多方面，受许多因素的影响，远远超过创伤和创面治疗本身。三是治疗难度加大。由于创伤和创面的发生与发展涉及许多方面，除治疗损伤组织本身外，还需要治疗原发疾病等，如糖尿病足的治疗就涉及创面本身和内分泌代谢、感染控制以及功能重建等。四是占用大量的社会资源与医疗资源。根据我们的初步研究，体表慢性难愈合创面的治疗费用、住院时间与占用的护理成本等均是普通疾病的3倍。五是人们对创伤和创面治疗结果的要求越来越高。希望修复和愈合的创面既没有溃疡发生和瘢痕形成，又达到和损伤以前一样的解剖结构与功能状态，即完美的修复和再生。因此，解决创伤，特别是体表慢性难愈合创面治疗的难题成为医学领域一个值得关注的重要问题，必须加以高度重视。

创伤，特别是创面治疗除了外科处理以外，各种治疗技术、方法、药物和材料的应用对缩短创面愈合时间、提高愈合质量和减少医疗负担起到了重要的作用。特别是近年来，各种新的技术、方法和材料在临床上的广泛应用，对加快创面愈合速度和提高愈合质量起到了非常重要的作用。与此同时,也应当看到,在一些地方由于医护人员对这些新的治疗技术和方法的基本原理缺乏了解,加之临床使用不规范等,这些新的治疗技术和方法没有取得应有的治疗效果,部分地方对新治疗技术和方法的滥用也给创面治疗带来一些不良后果。为此,部分专家强烈建议对这些新技术和方法在临床上的应用进行规范和指导。经过与本领域著名专家较长时间的酝酿和准备,本着以科学性为基础,以实用性为手段,以提高治疗效果为目标的原则,编著出版一套"创面治疗新技术的研发与转化应用系列丛书",供广大临床医护人员在工作中参考,并由此达到规范临床治疗行为、提高治疗技术和方法或产品的使用效率的目的。为此,本丛书的编写思路归纳起来有以下几方面。

1. 写作目的 进一步推广经过临床验证,在创面治疗中具有实际临床治疗效果的新技术、新方法和新产品;进一步规范这些新技术、新方法和新产品在临床的应用,以提高治疗效果,减少并发症,降低医疗费用等;丛书定位是一套实用性、教材性和普及性的著作,丛书中介绍的治疗技术和方法主要基于专家共识和临床经验,而并非强制性的治疗标准,故仅供临床使用时参考。

2. 编著方式 采用总主编负责下的各分册主编负责制。总主编负责丛书的总体规划、内容选择、分册主编遴选、出版,以及申请国家出版基金和重点图书项目等事项。分册主编负责该分册参编作者遴选、总体规划、写作、组稿和出版事宜。各分册本身是一部独立的专著,所有分册汇总是一套系列丛书。

3. 写作方法 本丛书基本上采用统一的写作范式(部分分册也可以根据实际情况进行调整),即包括四大部分:第一部分介绍该技术、方法或产品(不涉及具体公司、不涉及具体公司产品,仅仅是对技术、方法或产品发展的介绍)发展的历史;第二部分介绍该技术、方法或产品治疗创面的基本原理;第三部分重点介绍该技术、方法或产品治疗各种创面的实际病例,包括使用方法、典型病例治疗前后照片对比、部分文字介绍,让读者通过这些典型病例,基本了解该技术方法或产品的临床应用等;第四部分介绍该技术、方法或产品临床应用的注意事项(适应证、禁忌证及并发症防治或注意点等)。

此外，丛书还充分利用互联网和信息技术，在正文中印制了二维码，通过扫描二维码可以看到关联的 PPT、视频、图片等原创数字资源，这些数字资源增加了图书的附加价值，使微观事物描述更加形象化，拓展了文字不易描述的内容，使图书内容更加丰富，有利于读者获取更多的知识信息。

科技发展日新月异，各种新的治疗技术、方法与产品不断出现，本丛书选定的治疗技术、方法或产品不一定全面，可能存在局限性与遗漏之处。由于丛书分册比较多，主编处于不同的单位，在写作形式、内容等方面可能存在一些不一致的地方，还望读者提出批评与建议，以利于我们在今后的修订中加以改进，不断完善。

感谢各位分册主编和为本系列丛书做出贡献的各位专家；感谢郑州大学出版社社长张功员和策划编辑李振川以及出版社工作人员为此付出的辛勤劳动；感谢国家出版基金的大力支持。

中国工程院院士
中国人民解放军总医院生命科学院院长
"创面治疗新技术的研发与转化应用系列丛书"总主编
2018 年 6 月 21 日

前言

急慢性创面可发生在身体任何部位,其中慢性创面80%发生在下肢。下肢慢性创面是外科常见病、多发病,特别是慢性下肢溃疡更属于疑难病症,这种溃疡经久不愈,或愈合后仍反复发作,严重影响患者的正常生活和工作,长久不愈的溃疡甚至会"癌变"或需要"截肢",进而危及生命。

据调查,在血管疾病所致创面中,大约70%的下肢溃疡由静脉高压引起,10%由动脉疾病引起,15%由动脉和静脉联合病变引起(混合型多因性溃疡),5%由外伤、感染等因素引起。发生于头面部、躯干、上肢等部位的血管源性创面,一般多为外伤造成的血管损伤和血管畸形所致。可见,下肢溃疡主要由血管疾病所致,分为两类:一类是淤血性溃疡,即静脉性溃疡;另一类是缺血性溃疡,也称为动脉性溃疡。当发生下肢血管源性创面时,往往提示血管疾病已处于严重病变期,需要及时诊断血管疾病性质,解除血运障碍,以促进创面愈合。

由于我国目前没有设立专门针对创面治疗的临床专科,各种急慢性创面患者分布在烧伤、整形、骨科、血管外科、普外、内分泌、神经内科等众多与创面相关的临床科室进行诊疗,而且二、三级医院都有,医生、护士均有参与,这就造成了不同等级的医院、不同的临床专业参与创面诊疗的医护人员对创面诊断、治疗进展和新技术的了解和掌握上存在较大的差别。鉴于此,在付小兵院士的倡导和主持下,我们编写了"创面治疗新技术的研发与转化应用系列丛书"《第17册 血管疾病所致创面的诊治》,希望通过较为全面系统地介绍血管疾病所致创面的诊治技术,提高广大从事创面治疗的专业医务人员对不同血管疾病所致的各类创面的诊断水平,以便能及时采取确切的血管外科治疗手段控制创面的蔓延扩大及迁延不愈,达到保全患者肢体、提高生存质量的目的。

尽管编写者绝大多数都有丰富的编撰经验,但本分册仍然会有许多不足,恳请读者理解并尽可能地给我们提供宝贵意见。

徐 欣 刘 暴 赵 珺
2018 年 6 月

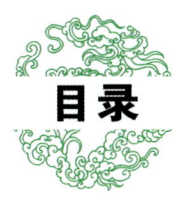

目录

1 概论 ········· 1
  1.1 动脉疾病所致缺血性创面 ········· 2
    1.1.1 病因 ········· 2
    1.1.2 临床表现 ········· 3
    1.1.3 临床诊断 ········· 6
    1.1.4 治疗方法 ········· 6
  1.2 静脉疾病所致创面 ········· 10
    1.2.1 慢性静脉疾病分级 ········· 10
    1.2.2 病因 ········· 12
    1.2.3 临床表现 ········· 13
    1.2.4 临床诊断 ········· 13
    1.2.5 治疗方法 ········· 15
  1.3 混合型多因性溃疡 ········· 21
    1.3.1 病因 ········· 21
    1.3.2 临床表现及诊断 ········· 22
    1.3.3 治疗方法 ········· 23
  参考文献 ········· 24

2 动脉性创面的血管外科处理 ········· 31
  2.1 概述 ········· 31
  2.2 腹主动脉及髂动脉闭塞 ········· 32

  2.2.1 概述 …………………………………… 32
  2.2.2 治疗 …………………………………… 38
  2.2.3 并发症及预防 ………………………… 44
  2.2.4 典型病例 ……………………………… 45
 2.3 股腘动脉闭塞 ……………………………… 49
  2.3.1 概述 …………………………………… 49
  2.3.2 治疗 …………………………………… 56
  2.3.3 并发症及预防 ………………………… 80
  2.3.4 典型病例 ……………………………… 81
 2.4 膝下动脉闭塞 ……………………………… 85
  2.4.1 概述 …………………………………… 85
  2.4.2 治疗 …………………………………… 92
  2.4.3 并发症及预防 ………………………… 97
  2.4.4 典型病例 ……………………………… 99
参考文献 ………………………………………… 103

3 静脉性创面的血管外科处理 …………… 114
 3.1 下肢静脉倒流性疾病 ……………………… 114
  3.1.1 概述 …………………………………… 114
  3.1.2 治疗 …………………………………… 116
  3.1.3 并发症 ………………………………… 131
  3.1.4 预后 …………………………………… 133
  3.1.5 手术示例 ……………………………… 133
 3.2 非血栓性髂静脉受压综合征 ……………… 136
  3.2.1 概述 …………………………………… 136
  3.2.2 治疗 …………………………………… 143
  3.2.3 并发症 ………………………………… 146
  3.2.4 预后 …………………………………… 147

  3.2.5 典型病例 ·················· 147
 3.3 下肢深静脉血栓形成后综合征 ············ 152
  3.3.1 概述 ···················· 152
  3.3.2 治疗 ···················· 157
  3.3.3 并发症 ·················· 161
  3.3.4 预后 ···················· 162
  3.3.5 典型病例 ·················· 162
 参考文献 ························ 165

4 多因性血管创面的血管外科处理 ············ 174
 4.1 肢体动静脉畸形创面 ················ 174
  4.1.1 概述 ···················· 174
  4.1.2 诊断 ···················· 176
  4.1.3 治疗 ···················· 177
  4.1.4 并发症 ·················· 180
  4.1.5 预后 ···················· 180
  4.1.6 典型病例 ·················· 181
 4.2 继发于慢性深静脉血栓的动静脉畸形 ········ 185
  4.2.1 概述 ···················· 185
  4.2.2 诊断 ···················· 185
  4.2.3 治疗 ···················· 185
  4.2.4 并发症 ·················· 187
  4.2.5 典型病例 ·················· 187
 4.3 下肢静脉性溃疡合并动脉闭塞 ············ 191
  4.3.1 概述 ···················· 191
  4.3.2 诊断 ···················· 192
  4.3.3 治疗 ···················· 195
  4.3.4 典型病例 ·················· 195

参考文献 …………………………………………… 197
中英文名词对照 …………………………………… 199

1 概论

慢性创面可发生在身体任何部位,其中80%发生在下肢。下肢创面病因很多,如血液循环障碍、损伤、感染、神经营养障碍和血管先天性发育异常等,均可造成表皮破损,真皮、皮肤深层组织的破坏,从而造成下肢溃疡。发生于头面部、躯干、上肢等部位的血管源性创面,一般由外伤造成的血管损伤和血管畸形所致。

下肢溃疡可由多种疾病或病理状态导致,包括:①物理、化学性损伤,如烧伤、冻伤、强酸或强碱灼伤及放射线等造成的组织损伤;②血管疾病,如下肢静脉曲张、下肢动脉硬化、血栓性闭塞性脉管炎、雷诺病和结缔组织疾病等造成局部血液循环障碍而引起的溃疡;③神经营养障碍性疾病,如脊髓病、脊髓空洞症及代谢障碍性疾病(如糖尿病、贫血、维生素缺乏和营养性水肿等)可导致溃疡;④局部特异性感染(如结核病、麻风、梅毒、放线菌病、白喉、溶组织阿米巴病等)和免疫反应异常(如坏疽性脓皮病和系统性红斑狼疮)可引起下肢溃疡;⑤恶性溃疡,如鳞状细胞癌、基底细胞癌等引起的肿瘤性溃疡;⑥其他,如治疗不当、换药错误、局部反复应用刺激性药物(如碘酊、苯酚等)、未及时清除坏死组织、引流不当等,可导致创面经久不愈而进一步形成慢性创面。

英国《护理时代》(Nursing Times)中的调查报告称:大约70%的下肢溃疡由静脉高压引起,10%由动脉疾病引起,15%由动脉和静脉联合病变引起(混合型多因性溃疡),另外5%由外伤、感染等因素引起。可见,下肢溃疡主要由血管疾病所致,分为两类:一类是淤血性溃疡,即静脉性溃疡;另一类是缺血性溃疡,也称为动脉性溃疡。当发生下肢血管源性创面时,往往提示血管疾病已处于严重病变期,需要及时诊断血管疾病性质,解除血运障碍,以促进创面愈合。以下将周

围血管疾病所致的下肢溃疡创面的成因、诊治等分而述之。

1.1 动脉疾病所致缺血性创面

1.1.1 病因

缺血性创面主要由创面区域的供血动脉障碍所致。发生在下肢的缺血性创面是由于下肢动脉狭窄闭塞造成的,最常见于合并动脉硬化的老年人,其中最常发生在下肢动脉硬化闭塞症(arteriosclerosis obliterans,ASO)患者中。ASO是由于动脉硬化造成下肢供血动脉内膜增厚,管腔狭窄或闭塞,病变肢体血液供应不足,引起下肢间歇性跛行、皮温降低、疼痛,至病变后期会出现肢端缺血性溃疡和坏死,出现缺血性创面。ASO是慢性进展性疾病,常为全身性动脉硬化血管病变在下肢动脉的表现。发病率随着年龄增长而增加,>70岁可达15%~20%。男性发病率略高于女性。实际患病人数接近2 000万(年龄>50岁人群的9.5%)。高危因素:>60岁男性;长期吸烟史;糖尿病。长期吸烟史与ASO发病密切相关,糖尿病使本病发生率增加2~4倍,女性糖尿病患者发生本病的风险是男性患者的2~3倍。糖尿病患者的糖化血红蛋白每增加1%,风险增加26%。糖尿病下肢缺血是指糖尿病患者同时合并下肢动脉硬化闭塞,无论两者发生的先后,只要同时存在即可称为糖尿病性下肢缺血。临床表现与单纯动脉硬化性下肢缺血相似,但由于血管钙化严重及侧支血管形成较差,症状与体征可能更严重。糖尿病患者的动脉硬化主要包括动脉粥样硬化和动脉中层硬化,前者引起动脉狭窄和闭塞,后者使血管形成坚硬的管道。微血管病变是造成皮肤损伤,发生缺血性创面的主要原因。

糖尿病患者发生严重下肢动脉缺血的危险高于非糖尿病患者,截肢率较后者高7~15倍。高血压也是下肢ASO的主要危险因素之一,收缩期血压相关性更高,但其危险性相对弱于吸烟和糖尿病。其他如高脂血症、高同型半胱氨酸血症等也是ASO的独立危险因素。临床上发生在45岁以下的缺血性创面,除血栓性闭塞性脉管炎外,其病因往往比较复杂,往往伴有某种隐形或特殊疾病导致的血液高凝状态,临床上称之为易栓症。其病变范围广,下肢出现缺血性创面时,往往还合并有其他全身性临床症状,病情反复,预后不佳。

当肢体出现缺血性创面时,表明处于严重肢体缺血阶段,已影响皮肤血运,也势必影响创面愈合,需要及时开通闭塞动脉以改善肢体血供,促进创面愈合。

1.1.2 临床表现

动脉缺血性溃疡是由各种原因造成的下肢动脉血流阻塞,而侧支循环尚未建立导致的皮肤坏死性溃疡。在溃疡出现前往往先感觉到足背动脉搏动减弱或者消失,患肢发冷、麻木、疼痛等。下肢缺血性创面典型的临床表现包括:既往有间歇性跛行史,足趾冷麻伴静息痛,检测踝部动脉收缩压<6.67 kPa(50 mmHg)、足趾动脉收缩压<4.00 kPa(30 mmHg)。创面一般位于肢体远端或受压部位(图1.1~图1.3)。

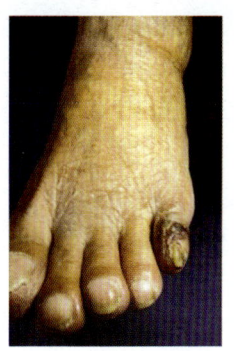
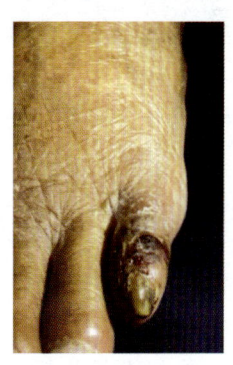

图1.1　左足小趾缺血性溃疡

患者男性,76岁,左足趾缺血性溃疡2周,伴静息痛

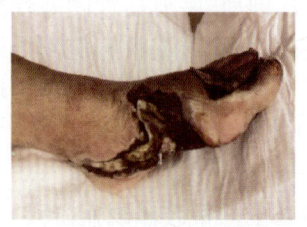
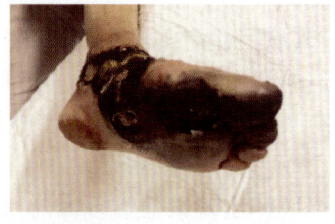

图1.2 左足湿性坏死

患者女性,73岁,左足湿性坏死2周,糖尿病病史20年,伴静息痛

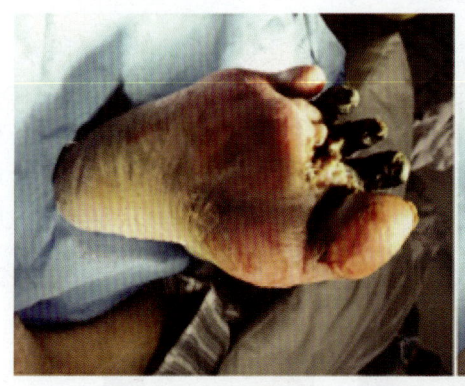
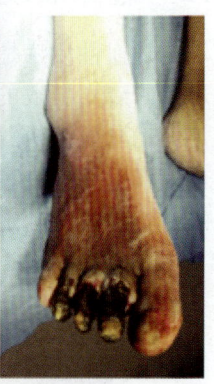

图1.3 右足第2~4趾干性坏疽

患者女性,78岁,右足第2~4趾干性坏疽1个月余,伴静息痛

动脉硬化闭塞症病变部位可发生在髂动脉、股腘动脉、膝下动脉,尤以动脉分叉开口处多见。临床症状由趾端冷麻、间歇性跛行,发展至静息痛,甚至出现肢体坏疽、坏死。

(1)下肢动脉硬化闭塞症 指由于动脉硬化造成的下肢供血动脉内膜增厚,管腔狭窄或闭塞,病变肢体血液供应不足,引起下肢间歇性跛行、皮温降低、疼痛乃至发生溃疡或坏死等临床表现的慢性进展性疾病,常为全身性动脉硬化血管病变在下肢动脉的表现。

(2)间歇性跛行 下肢动脉硬化闭塞症的主要临床表现之一,

是一种由运动诱发的症状,指下肢运动后产生的疲乏、疼痛或痉挛,常发生在小腿后方,导致行走受限,短时间休息后疼痛和不适感可以缓解,再次运动后又出现。跛行距离可以提示缺血的程度。

(3)**缺血性静息痛** 患肢在静息状态下出现的持续性疼痛,是下肢动脉硬化闭塞症引起肢体严重缺血的主要临床表现之一,预示肢体存在近期缺血坏死风险。已有组织坏疽者往往伴有严重的静息痛。

(4)**严重肢体缺血** 严重肢体缺血(critical limb ischemia,CLI)指患者的肢体处于严重缺血阶段,典型的临床表现包括静息痛(持续2周以上)、溃疡和坏疽,踝部动脉收缩压<6.67 kPa(50 mmHg),足趾动脉收缩压<4.00 kPa(30 mmHg)。

(5)**踝肱指数** 踝肱指数(ankle brachial index,ABI)指踝部动脉收缩压与上臂(肱动脉)收缩压的比值,通过肢体的节段性压力测量获得,为无损伤动脉供血状态评估指标。该指数有助于判断缺血的程度。

(6)**趾肱指数** 趾肱指数(toe brachial index,TBI)指足趾动脉收缩压与肱动脉的比值。和ABI一样,是评估下肢缺血程度的常用指标。

长期糖尿病患者、老年患者和长期透析患者由于血管中膜钙化,利用ABI常不能有效评估血管病变程度,可通过测量TBI评估血管供血状态,因为这些患者趾端动脉通常钙化不严重。

糖尿病患者同时合并下肢动脉硬化闭塞,无论两者发生的先后,只要同时存在即可称为糖尿病性下肢缺血。临床表现与单纯动脉硬化性下肢缺血相似,但由于血管钙化严重及侧支血管形成较差,且易于并发感染,症状与体征可能更严重,一旦出现坏疽,其发展速度快,波及的范围更大。在我国,糖尿病足溃疡已成为慢性创面的主要原因。

临床上缺血性溃疡和神经性溃疡的各自特点和鉴别要点见表1.1。

表 1.1　神经性溃疡与缺血性溃疡的症状、体征比较

症状、体征	神经性溃疡	缺血性溃疡
疼痛	无	有
动脉搏动	正常	消失
边缘	规则,通常为鸟眼状溃疡	不规则
部位	通常位于足背面	通常位于足趾部,边缘毛发稀疏
感觉、反射和振动觉	丧失	多变
血流量	增加	减少
胼胝	存在	无或少
静脉	扩张	塌陷
皮温	足部干燥,温暖	足部皮温降低
骨骼畸形	有	无
外观	发红或充血	苍白、发绀

1.1.3　临床诊断

根据患者的临床症状,通过检测踝肱指数(ABI)判断缺血程度,以及检测趾肱指数(TBI)评估血管供血状态,进行诊断。

临床上常采用的无创检查还有彩色多普勒、计算机断层扫描动脉造影(computed tomography arteriography,CTA)、磁共振静脉造影(magnetic resonance venography,MRV),必要时可做磁共振动脉造影(magnetic resonance angiography,MRA)以明确动脉病变的具体部位和程度(图1.4、图1.5)。

1.1.4　治疗方法

一旦明确下肢创面是缺血性溃疡,要争取尽早手术开通闭塞的下肢动脉,保证创面的血供后再行创面的清创,促进创面愈合(图

1.6、图1.7),否则将造成创面进行性扩大甚至丧失肢体的严重后果。对于存在感染的缺血性创面,可先予以抗生素治疗,局部创面换药,控制感染后立即行闭塞动脉重建术。但如果抗感染治疗无效,患者还是持续发热或是创面持续性扩大,就应该马上行动脉开通术,同时进行抗感染治疗,一般均能有效控制感染,限制创面增大,使湿性创面转为干性创面。当创面的血运有保障时,可进一步行创面清创术,使创面得以愈合。

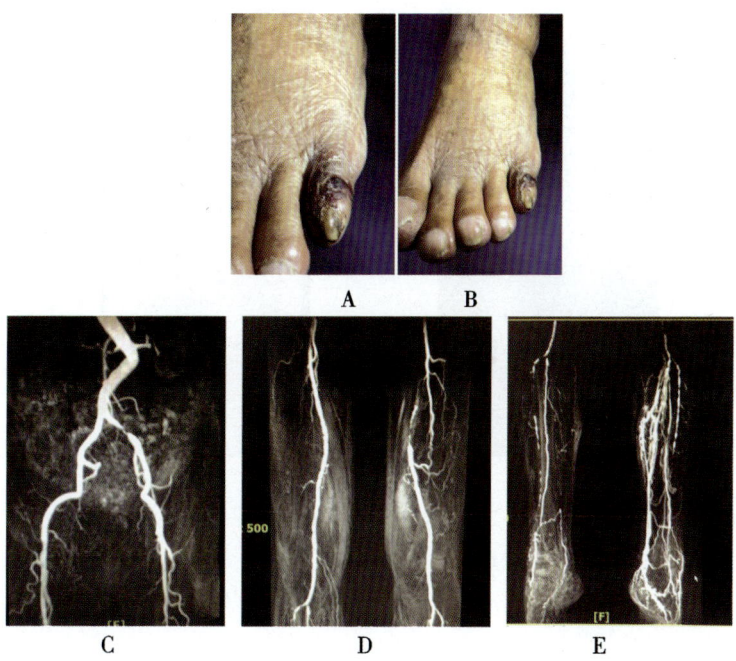

图1.4 左足趾缺血性溃疡

患者男性,76岁,左足趾缺血性溃疡(A、B);MRA示:左髂动脉严重狭窄(C),股浅动脉闭塞(D),膝下动脉狭窄闭塞(E)

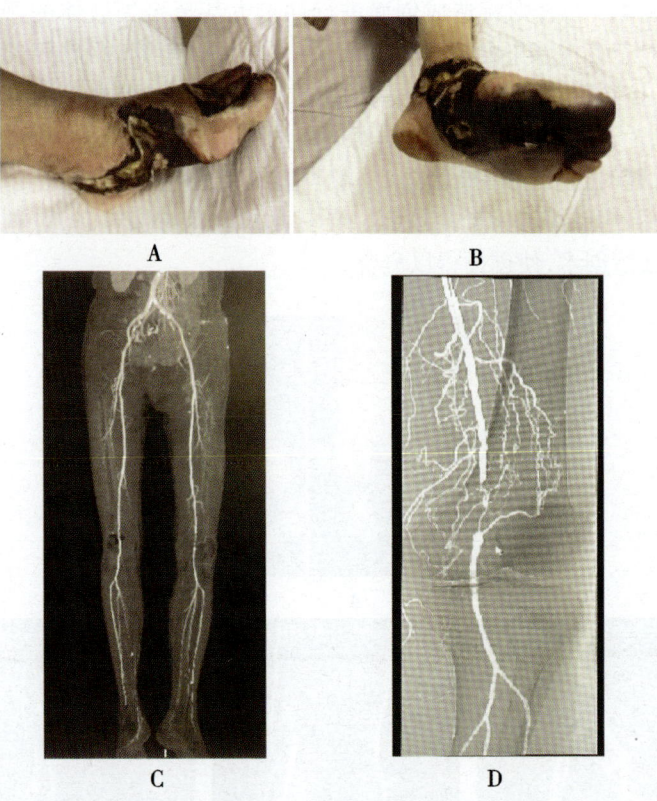

图 1.5　左足湿性坏疽

患者女性,74 岁,糖尿病病史 20 年,左足湿性坏疽 2 周(A、B) C.下肢 CTA 示股浅动脉、膝下动脉狭窄闭塞　D.术中造影示股浅动脉闭塞,伴侧支形成

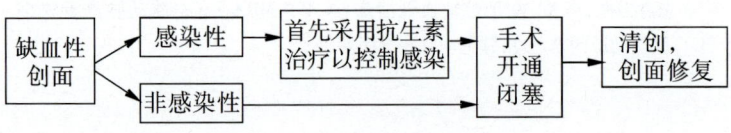

图 1.6　缺血性创面治疗程序

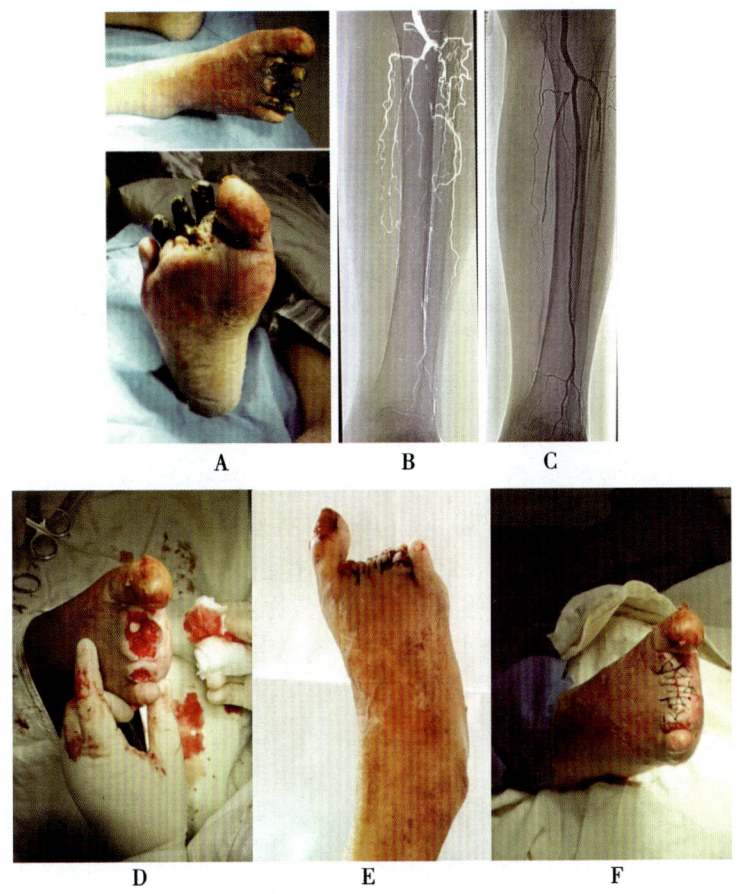

图 1.7　右足第 2~4 趾干性坏疽

患者男性,76 岁。A、B. 右足第 2~4 趾干性坏疽伴静息痛 1 个月余,术中见胫腓干闭塞　C. 打通胫腓干后造影　D. 下肢动脉开通术后 3 d 再行截趾,见创面血供丰富　E、F. 截除坏疽足趾后缝合创面,2 周后拆线,创面愈合

目前临床上重建下肢动脉的手术方式以微创腔内术为主,结合血管旁路移植术和内膜切除术(图 1.8)。

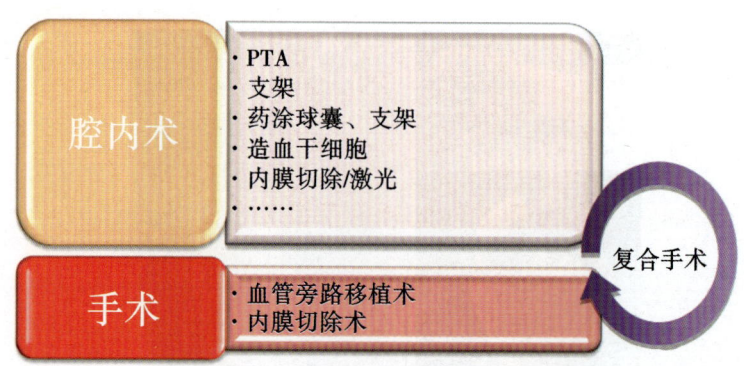

图1.8 重建下肢动脉的手术方式

值得一提的是45岁以下的缺血性创面的易栓症患者,由于其病因往往比较复杂,病变范围广,临床症状重,病情反复,预后不佳。治疗应积极控制原发病,选择适宜的手术时机,尽可能采用微创术,在血管重建术的同时加强对易栓症的药物治疗。术后也应给予积极、严格的抗凝治疗及针对原发病的治疗。

1.2 静脉疾病所致创面

下肢静脉回流障碍所致的淤血性溃疡创面,占下肢创面的70%,其根源为慢性下肢静脉疾病。它是常见的血管病和多发病,其发生率随着年龄的增长而增加,女性发病率高于男性。基于此,我们必须充分掌握下肢慢性静脉疾病的发病机制,以寻求有针对性的去除静脉回流障碍的诊疗方案。

1.2.1 慢性静脉疾病分级

2008年,《国际血管学杂志》发表的《基于循证医学证据的下肢慢性静脉疾病治疗指南》指出,慢性静脉疾病(chronic venous diseases,CVD)是因静脉的结构或功能异常而使静脉血回流不畅、静脉压力过高导致的一系列症状和体征为特征的综合征,以下肢沉重、疲劳和胀痛、水肿、静脉曲张、皮肤营养改变和静脉溃疡为主要临床表现。目前,我国对CVD的诊疗还有待规范,根据静脉分类系统即临床、病因、解剖和病理生理学分类(clinic, etiologic, anatomic and pathophysiological classification, CEAP),1994年,美国静脉论坛(American Venous Forum, AVF)确定了CVD的诊断和分级体系,即CEAP,其中C代表临床诊断与分类,包括C0~C6共7级。C0,有症状,无体征;C1,毛细血管扩张,网状静脉;C2,静脉曲张;C3,水肿;C4,皮肤改变,包含2个亚型,即C4a[色素沉着和(或)湿疹]和C4b(色素沉着、脂质硬皮病);C5,皮肤改变+愈合性溃疡;C6,皮肤改变+活动性溃疡。近10年来,CEAP分级已被世界各地学者广泛接受,并用于临床诊断、分类、病例报告及疗效评价。但是处于同一分级的患者缺乏统一的治疗方案建议。

图1.9为慢性下肢静脉疾病治疗一览表。

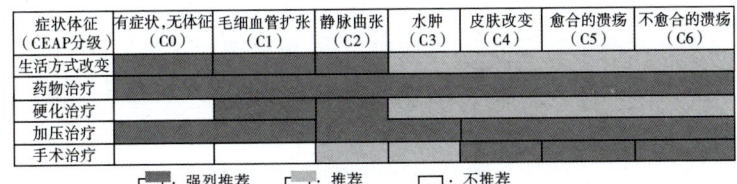

图1.9 慢性下肢静脉疾病治疗一览表

CEAP分级虽然具有一定的局限性,但是能较为准确地反映疾病的临床严重程度及病变范围,评价手术前后患肢症状和体征及静脉功能变化的情况,有利于统一诊断标准和准确评价临床疗效。

国内对CVD常用慢性静脉功能不全(chronic venous insufficiency, CVI)的概念,CVI即指静脉系统功能异常的慢性进展性疾病。在我国,下肢静脉疾病的患病率为8.89%,即近1亿患者,每年新发病率为0.5%~3.0%,其中静脉性溃疡占1.5%。2011年,由国际静脉联盟(International Union of Phlebology, UIP)组织的迄今为止静脉领域最大规模的流行病学调查显示,在 50 岁左右的下肢不适人群中,CVD 的发生率为 63.9%,其中 C3、C6 的 CVI 患者占 24%。家族发病的聚集现象表明 CVD 与遗传有关,目前还未发现明确的特定遗传基因。双亲有 CVD 病史的,后代发病率可高达 90%;单亲有 CVD 病史的,后代发病率为 25%;而无家族史的,后代发病率仅为 20%。

1.2.2　病因

长期的静脉高压是导致静脉性溃疡的关键因素。在疾病初始阶段,静脉高压和血液蓄积可使静脉壁扩张、瓣膜受损,血管内皮细胞因静脉高压而受损,从而激活白细胞,导致循环血中白细胞表达 L-选择蛋白和分化分子簇 11b(cluster of diffcrentiation molecule 11b,CD11b)减少,同时血浆中可溶性 L-选择蛋白、细胞间黏附分子-1(intercellular cell adhesion molecule-1,ICAM-1)、内皮-白细胞黏附分子-1 和血管细胞黏附分子-1 增多,提示白细胞活化,与内皮细胞黏附并浸润至局部组织,进而血小板、单核细胞等聚集,产生更多的炎症介质和细胞黏附因子,形成炎症反应的放大效应导致慢性炎症反应,静脉瓣膜、静脉壁和微循环进一步受损,加重静脉反流,致使静脉压力持续增加。随着疾病的发展,在迂曲和扩张的毛细血管周围形成了"纤维蛋白袖套",阻碍了血氧的弥散。此外,慢性炎症反应产生较多的基质金属蛋白酶,导致细胞外基质过度降解,继而促进足靴区皮肤营养障碍性病变和溃疡形成等。

临床上最常见的静脉高压疾病主要有:①单纯性静脉曲张;②下肢深静脉血栓形成(deep vein thrombosis,DVT);③髂静脉压迫综合征(iliac vein compression syndrome,IVCS),即左髂总静脉受右髂总动脉骑跨及第 5 腰椎和骶骨岬的钳夹所产生的静脉回流障碍,并导致的一系列临床症候,又称 May-Thurner 综合征或 Cockett 综合征;④深静脉血栓形成后综合征(post-thrombotic syndrome,PTS),是 DVT 最常见的长期并发症,发生于之前出现 DVT 的肢体,下肢静脉回流障碍,继发血栓形成,加剧静脉高压,从而出现各种慢性静脉功能不全的症状和体征，下肢轻微肿胀、慢性虚弱性下肢疼痛、难治性水肿以及腿部溃疡等严重并发症；⑤巴德-吉亚利综合征（Budd-Chiari syndrome，也称布加综合征）等。

1.2.3　临床表现

下肢淤血性创面一般伴有周围皮肤的色素沉着、皮炎和浅表静脉炎，脂质性硬皮改变，创面往往渗出较多，位于足靴区者多见。创面可延续多年，愈合后再复发，至后期创面迁延不愈。肢体的动脉搏动正常。患者伴有疼痛、肢体酸胀感和小腿疲劳感（图1.10）。

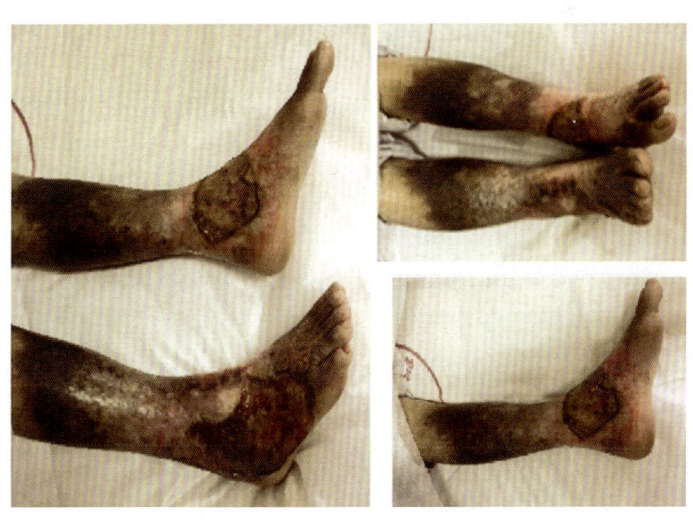

图 1.10　双下肢溃疡

患者男性，87岁，双下肢溃疡反复发作40余年

1.2.4　临床诊断

下肢创面是否为慢性静脉疾病所致的淤血性静脉溃疡，需要判别患者是否存在慢性下肢静脉疾病。诊断方法有很多，可采用以下辅助检查。

1.2.4.1 大隐静脉瓣膜功能试验

大隐静脉瓣膜功能试验包括：①头低脚高位试验（Trendelenburg 试验），判定隐股静脉瓣膜和大隐静脉瓣膜功能是否完善。②深静脉通畅试验（Perthes 试验），判断深静脉是否通畅。③交通支瓣膜功能试验（Pratt 试验），依次检查下肢任何节段以判断是否存在反流的交通静脉。④体积描记检测，应用多普勒血流仪通过记录受检肢体节段容积变化，间接反映其总血管床血液流入/流出量的变化，可鉴别静脉阻塞性病变，并可提示静脉阻塞的存在和严重程度及侧支循环建立程度，其中，阻抗容积描记（impedance plethysmography，IPG）对于 DVT 的诊断有明确意义；应变容积描记（strain-gauge plethysmography，SPG）对于判定深静脉的通畅性与反流性有意义；光电容积描记（photoelectric plethysmography，PPG）对判断深静脉瓣膜功能有指导意义。上述检查结合应用，便于评价静脉再通、侧支循环和深静脉反流的发生率，为判断深静脉瓣膜功能提供量化数据。下肢动态静脉压（ambulatory venous pressure，AVP）测定是评价静脉高压的检查方法，国内部分医院还在应用。

1.2.4.2 彩色超声多普勒

目前临床上首选彩色超声多普勒，当依据病史和体格检查无法判定静脉疾病性质时，此检查能提供可靠的诊断依据，具有安全、无创、无放射性损害、方便快捷、重复性强、准确率高等特点，可明确诊断静脉有无阻塞和反流。

1.2.4.3 静脉造影

静脉造影包括顺行和逆行静脉造影，是检查静脉系统病变最可靠的方法，对于深静脉瓣膜功能不全和先天性下肢静脉发育畸形仍有不可替代的优势，能够直观地反映出下肢静脉的形态和病变部位。无论顺行造影或逆行造影都不应作为常规检查方法，如果彩超高度怀疑有较重反流或梗阻而诊断不明确，或需要进行介入治疗的，可根据具体情况选择顺行造影或逆行造影。

1.2.4.4　CTV 和 MRV

目前 CT 静脉造影(computed tomography venog-raphy,CTV)和磁共振静脉造影(magnetic resonance venography,MRV)技术被广泛地运用于临床,用于静脉疾病的诊断,如 DVT 和先天性静脉疾病的诊断(图 1.11)。具有简便易行、空间分辨率高、假阳性率低等优点。

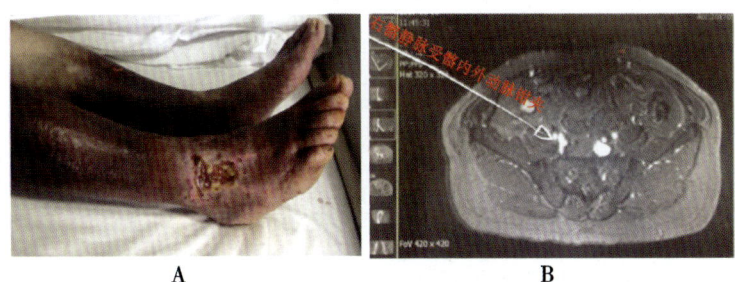

图 1.11　右外踝反复发作溃疡,伴浅表静脉炎

A. 右外踝反复发作溃疡,伴浅表静脉炎,广泛色素沉着　B. MRV 示右髂静脉受髂内外动脉钳夹,狭窄

1.2.5　治疗方法

静脉淤血性溃疡为慢性进展性炎症反应性疾病,具有病情迁延反复、逐步进展的特点。采用针对下肢静脉系统进行药物和加压治疗结合手术治疗的综合性治疗措施,往往可以取得良好的临床疗效,是目前治疗静脉性溃疡的最新趋势(图 1.12)。

对静脉淤血性创面形成的病变的不同性质和部位,均可采用传统手术或腔内手术先开通闭塞的血管,解除下肢静脉回流障碍,3～7 d 后再行进一步创面修复。以上方法经临床验证,治疗活动性下肢静脉溃疡的疗效确切,治愈率高,复发率低(图 1.13～图 1.16)。

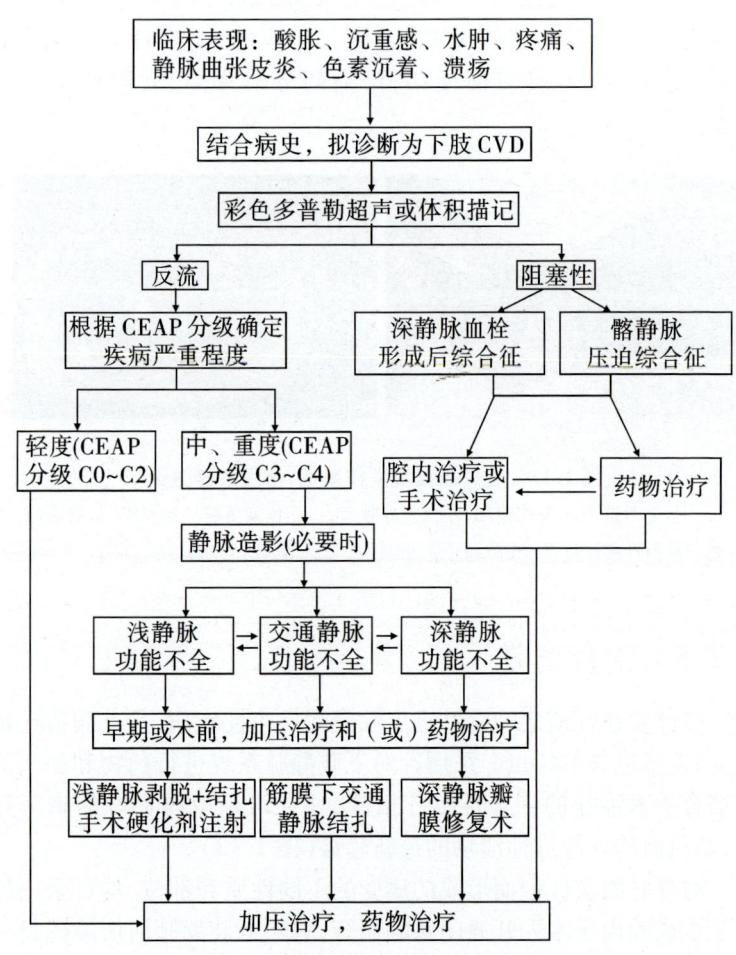

图1.12 静脉性溃疡综合性诊断治疗程序

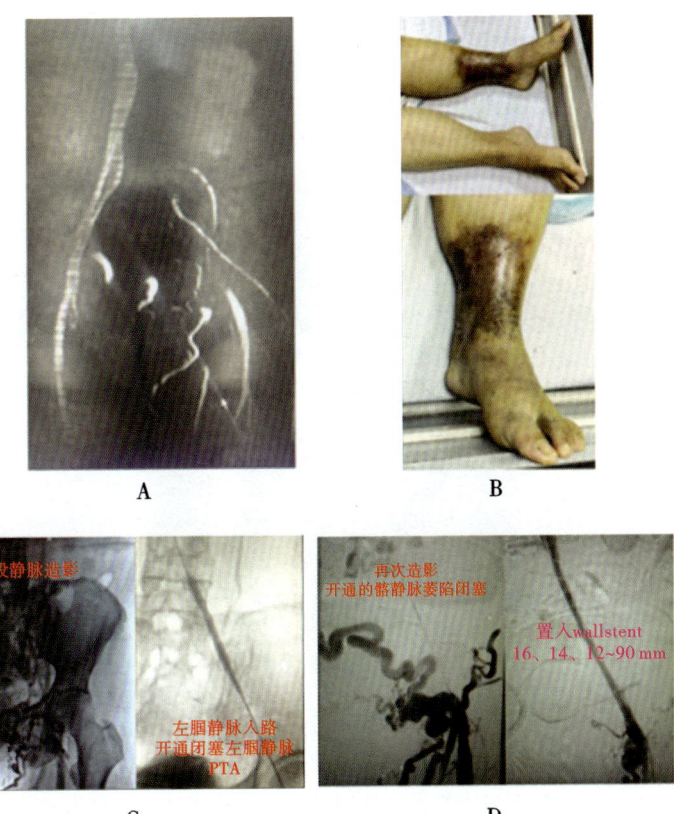

图 1.13 左髂静脉闭塞

患者女性,58 岁,DVT 史 18 年。A. MRV 示左髂静脉闭塞 B. 下肢肿胀、皮炎,色素沉着,胫前反复溃疡 C、D. 行腔内手术开通闭塞髂静脉

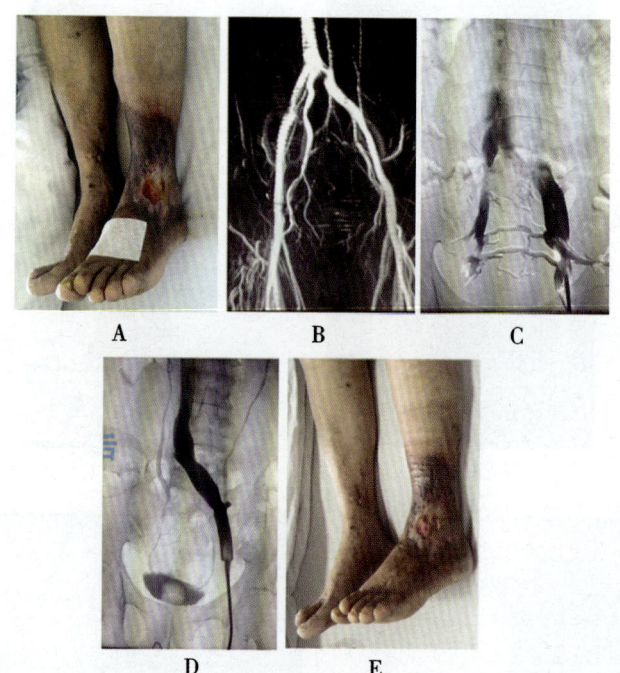

图1.14 左外踝反复溃疡

患者男性,62岁。A.左外踝反复溃疡伴色素沉着 B.MRV 示左髂静脉起始端狭窄 C.术中造影示左髂静脉广泛侧支形成,经右髂静脉汇入下腔静脉 D.置入支架后左髂静脉侧支消失,直接汇入下腔静脉 E.术后4 d,溃疡面缩小、干燥,周围色素沉着减轻

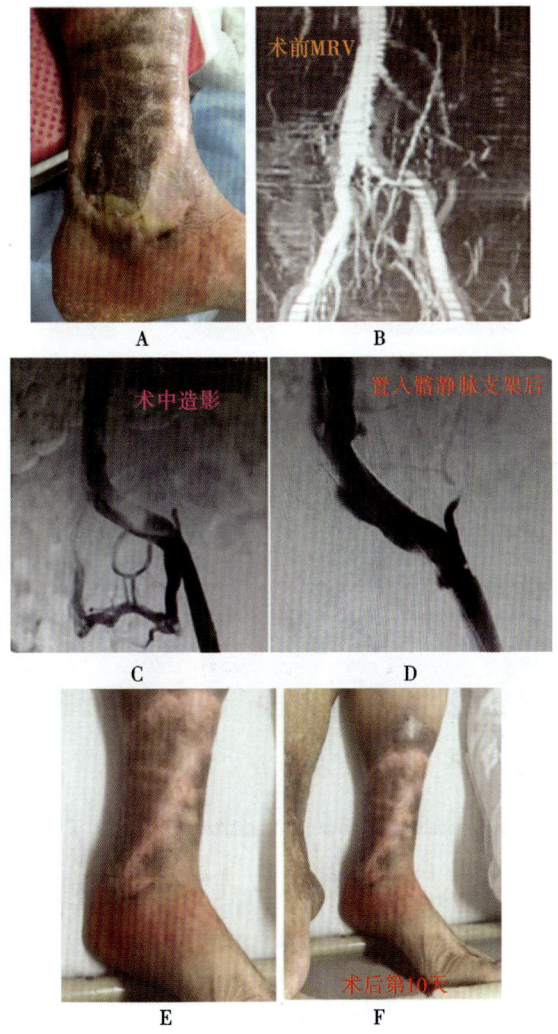

图1.15 左外踝反复溃疡

患者男性,56岁。A. 左外踝反复溃疡伴色素沉着,反复植皮术后溃疡复发 B. MRV示左髂静脉狭窄 C. 术中造影示左髂静脉广泛侧支形成,经右髂静脉汇入下腔静脉 D. 开通狭窄髂静脉,置入支架后左髂静脉侧支消失,直接汇入下腔静脉 E、F. 术后第10天,创面愈合,色素减退

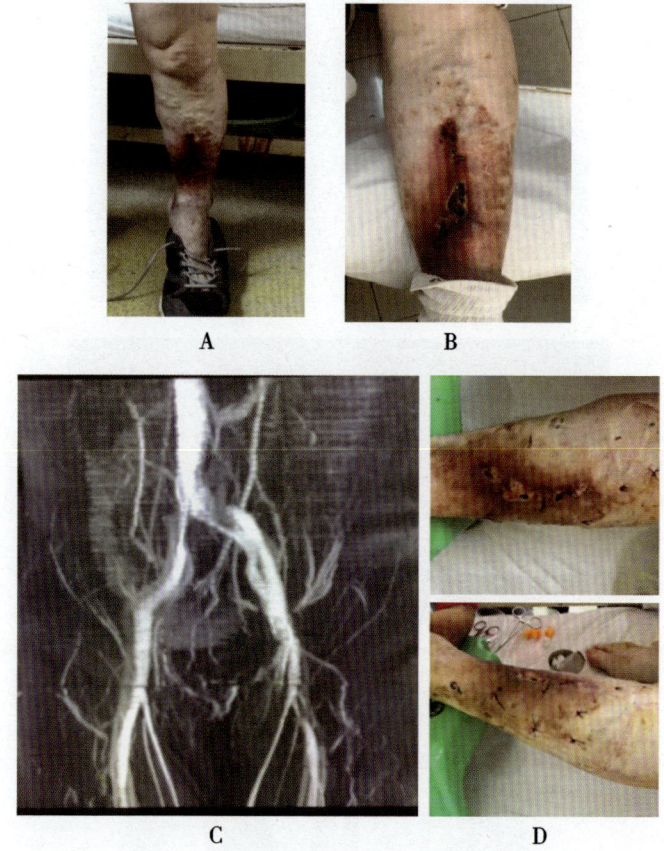

图 1.16 胫前溃疡

患者男性,54岁。A、B. 胫前溃疡5余年,伴色素沉着。近期疼痛 C. MRV示双侧髂静脉开口处受压,狭窄 D. 行双髂静脉开通,局部曲张静脉剥脱术后3 d,创面愈合,色素减退

传统手术如浅静脉高位结扎剥脱术、交通静脉结扎术、深静脉瓣膜重建术等,在我国沿用已经有数十年的历史,具有疗效肯定、复发率低、方法简单易行、不需要特殊仪器设备等优点,至今仍广泛开展。但是,与微创手术相比,传统手术仍有一些缺点,随着技术和治

疗理念的不断更新,疗效和低复发率不再是治疗追寻的唯一目标,新的治疗手段力求达到创伤小、恢复快和美观的效果。在过去的40年中,静脉造影技术、腔内球囊扩张和支架技术及激光、射频、电凝、透光旋切等方法相继出现,使静脉疾病的外科治疗朝着更有效、更微创的方向发展,治疗成功率不断提高,手术死亡率和并发症发生率大幅下降。腔内治疗被广泛地用于临床治疗静脉高压所致的中重度PTS患者,治疗效果满意,是未来发展的趋势。

慢性下肢静脉疾病的治疗目前在国内呈现百花齐放的局面,治疗方法众多,治疗效果的评估尚无统一标准。因而需要立足实践、正确选择手术及腔内治疗适应证、坚持循证研究,重视药物治疗,有针对性地制订个体化治疗方案,并且更多地在这些方面开展多中心的前瞻性临床研究,以规范治疗方法和标准。

1.3 混合型多因性溃疡

1.3.1 病因

大约70%的下肢溃疡由静脉高压引起,10%由动脉引起,有15%被认为由动脉和静脉疾病联合病变引起(混合型多因性溃疡)。然而,Nelzen等认为有30%的患者发生混合型溃疡。临床统计和调查结果以及来自这个领域的专门研究都支持这个结论。混合型多因性溃疡的增多可能与以下因素有关:①由于下肢溃疡治疗的改善,静脉溃疡治愈率提高,慢性的不可治愈的混合型多因性溃疡的比例上升。②人口趋势,高龄人群动脉疾病易表现为复杂的病理生理改变。③糖尿病,随着糖尿病患者的日益增加,混合型和多因性下肢溃疡的风险增加。④开始表现为静脉溃疡的患者最终发展成动脉疾病。

关于混合型多因性溃疡处理的文献很少,有关的临床证据更少。然而,一些研究机构根据有效的证据和专家意见已经出版了一些当地的指南。

1.3.2 临床表现及诊断

患者的药物治疗史可帮助明确诊断。有中风、短暂性脑缺血发作(transient ischemic attack,TIA)、心肌炎、心绞痛以及疼痛引起间歇性跛行病史者可能会增加动脉功能不全的风险。临床诊断具有复杂性的特点。临床体征和溃疡部位通常可表明患者具有静脉和动脉功能不全。

患肢疼痛常提示多因性及严重程度的变化,如麻木、脚趾刺痛等伴随症状常提示动脉血液供应的恶化。然而,动脉或静脉溃疡患者的常见临床症状均为疼痛。静脉疼痛一般为钝痛、下肢或溃疡部位的跳痛。抬高、加压包扎或行走均可缓解疼痛。依动脉损害的程度不同,有些动脉性溃疡的患者可能无症状。然而,那些影响正常活动的小腿、大腿或臀部的痉挛常提示有间歇性跛行是动脉疾病的一种始发症状。这些情况在那些不能活动的患者或仅能走小段路程的患者身上常被忽视。不论溃疡位于何处,动脉性溃疡的疼痛都表现为足或脚趾的刺痛。夜间或静息时疼痛导致患者无法入睡和抬高下肢,这是局部缺血引起剧烈疼痛的结果,常提示严重动脉疾病并需要紧急进行血管外科处理。有神经系统改变的糖尿病患者不能察觉轻度的外来压力,如穿上一双不合适的鞋子却没有感觉。踝肱压力指数(ankle brachial pressure index,ABPI,即踝肱指数)是四肢末端动脉血液供应的平均压力。患者的病史和ABPI可以提示所需压力的水平。然而,在开始任何压力治疗前需要考虑患者的病史和生活方式。ABPI在0.5~0.8的患者有中度的动脉功能不全,减压治疗有效。减压的目的在于减少引起溃疡的静脉压力,并未改善动脉状况。如果治疗无效或ABPI持续下降,应该考虑血管外科治疗。ABPI<0.5的患者具有严重的动脉功能不全,一般不能采用加压治疗,需要血管外科处理。糖尿病、肾功能不全、心脏病、水肿及老年患者,ABPI可有所升高。如果怀疑患者的ABPI不可靠,在治疗前应进行双重扫描和(或)脚趾的压力计数测定。

脉搏血氧定量常作为评估动脉疾病的可靠指标,可以计算压力治疗所允许的最大限度。常在治疗之前测定,尤其是那些临界的混合的动、静脉疾病患者。

1.3.3 治疗方法

混合型多因性溃疡治疗目的:①促进血管生成,即创伤后新生毛细血管长入创面的过程;②防止局部皮肤浸润;③在维持足够的动脉压力的同时,降低静脉压力;④缓解疼痛,提供心理的、社会的支持。混合型多因性溃疡部位有高度的腐烂、渗出物和感染,需要用合适的敷料处理,采用减压包扎,并局部使用抗生素,同时应保护周围皮肤。有良好的动脉血液供应的患者,只要皮肤的微循环未受到损害、血糖控制良好,通常可以忍受减压治疗。静息痛或夜间痛的临界混合型多因性溃疡患者,首先应解除下肢动脉血供障碍,根据不同的动脉闭塞部位采用个体化的血管重建手术,以保证创面的血运,促进创面早日愈合(图1.17)。

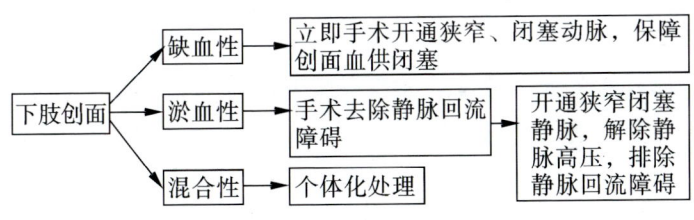

图1.17 混合型多因性溃疡治疗方法

注:《下肢动脉硬化闭塞症诊治指南》是由中华医学会外科学分会血管外科学组组织,在2011年原国家卫生部颁布的下肢动脉硬化闭塞症诊断标准(WS-339)及2009年学组编写的外周动脉疾病诊治标准(征求稿)基础上,参考2011年欧洲心脏病学会(ESF)和2011年美国心脏病学会基金会/美国心脏协会(ACCF/AHA)发布的相关指南,结合中国下肢动脉硬化闭塞症的临床诊治特点修改而制定的。

(徐 欣)

参考文献

[1] 中华医学会外科学分会血管外科学组,中华医学会外科学分会血管外科学组.下肢动脉硬化闭塞症诊治指南[J].中华医学杂志,2015,95(24):1883-1896.

[2] 冉兴无,郑月宏.加强多学科协作,提高糖尿病缺血性足溃疡的治愈率[J].中国糖尿病杂志,2016,8(7):385-387.

[3] 潘选良,陈国贤,韩春茂.皮肤灌注压对肢体缺血患者创面愈合的预测作用研究进展[J].中华急诊医学杂志,2016,25(12):1331-1334.

[4] 胡强,杨雅,曾洁,等.基于创面信息数据库的慢性创面患者特征分析[J].中华创伤杂志,2014,30(4):298-301.

[5] 中华医学会外科分会血管外科学组.慢性下肢静脉疾病诊断与治疗中国专家共识[J].中国血管外科杂志:电子版,2014,6(3):143-150.

[6] 杨帆,李金朋,王勇,等.基质金属蛋白酶-9在静脉性溃疡组织中的表达及意义[J].中华实验外科杂志,2016,33(5):1194-1196.

[7] 黎笑媚,巍秀文.湿性创面敷料应用于不可分期压疮的葫芦方法探讨[J].国际护理学杂志,2006,35(3):303-306.

[8] WINDECKER S, KOLH P, ALFONSO F, et al. 2014 ESC/EACTS guidelines on myocardial revascularization: the task force on myocardial revascularization of the european society of cardiology (ESC) and the european association for cardio-thoracic surgery (EACTS) developed with the special contribution of the european association of percutaneous cardiovascular interventions (EAPCI) [J]. Eur Heart J, 2014, 35(37): 2541-2619.

[9] COOKE J P, CHEN Z. A compendium on peripheral arterial disease [J]. Circulation Res, 2015, 116(9): 1505-1508.

[10] SCHROEDER H, MEYER D, LUX B, et al. Two-year results of a low-dose drug-coated balloon for revascularization of the femoropopliteal artery: outcomes from the illuminate first-in-human study[J]. Catheterization and Cardiovascular Interventions, 2015, 86(2): 278-286.

[11] TEPE G, LAIRD J, SCHNEIDER P, et al. Drug-Coated balloon versus standard percutaneous transluminal angioplasty for the treatment of superficial femoral and popliteal peripheral artery disease: 12-month results from the IN. PACT SFA randomized trial[J]. Circulation, 2015, 131(5): 495-502.

[12] SCHEINERT D, SCHMIDT A, ZELLER T, et al. German center subanalysis of the LEVANT 2 global randomized study of the lutonix drug-coated balloon in the treatment of femoropopliteal occlusive disease[J]. Journal of Endovascular Therapy, 2016, 23(3): 409-416.

[13] MATSUMURA J S, YAMANOUCHI D, GOLDSTEIN J A, et al. The united states study for evaluating endovascular treatments of lesions in the superficial femoral artery and proximal popliteal by using the protégé everflex nitinol stent system Ⅱ (DURABILITY Ⅱ)[J]. Journal of Vascular Surgery, 2013, 58(1): 73-83.

[14] DAS S K, YUAN Y F, LI M Q. Predictors of delayed wound healing after successful isolated below-the-knee endovascular intervention in patients with ischemic foot ulcers[J]. Journal of Vascular Surgery, 2018, 67(4): 1181-1190.

[15] LESCOAT A, COIFFIER G, ROUIL A, et al. Vascular evaluation of the hand by power doppler ultrasonography and new predictive markers of ischemic digital ulcers in systemic sclerosis: results of a prospective pilot study[J]. Arthritis Care & Research, 2017, 69(4): 543-551.

[16] NAKAMA T, WATANABE N, HARAGUCHI T, et al. Clinical

outcomes of pedal artery angioplasty for patients with ischemic wounds:results from the multicenter rendezvous registry[J]. JACC Cardiovasc Interv,2017,10(1):79-90.

[17] PHILIP F. 3-year outcomes of the olive registry, a prospective multicenter study of patients with critical limb ischemia[J]. JACC Cardiovasc Interv,2016,9(2):201-202.

[18] ŠPILLEROVÁ K, SÖRDERSTRÖM M, ALBÄCK A, et al. The feasibility of angiosome-targeted endovascular treatment in patients with critical limb ischemia and foot ulcer[J]. Annals of Vascular Surgery,2016,30:270-276.

[19] SUNDBY Y H, H ISETH L, MATHIESEN I, et al. The effects of intermittent negative pressure on the lower extremities′ peripheral circulation and wound healing in four patients with lower limb ischemia and hard-to-heal leg ulcers:a case report [J]. Physiological Reports,2016,4(20):7.

[20] CHEN W, WU Y, LI L, et al. Adenosine accelerates the healing of diabetic ischemic ulcers by improving autophagy of endothelial progenitor cells grown on a biomaterial[J]. Scientific Reports, 2014,5(1):2045-2322.

[21] HE S,SHEN L,WU Y,et al. Effect of brain-derived neurotrophic factor on mesenchymal stem cell-seeded electrospinning biomaterial for treating ischemic diabetic ulcers via milieu-dependent differentiation mechanism[J]. Tissue Eng Part A,2015,21(5/6):928-938.

[22] ACÍN F,VARELA C,LÓPEZ DE MATURANA I,et al. Results of infrapopliteal endovascular procedures performed in diabetic patients with critical limb ischemia and tissue loss from the perspective of an angiosome-oriented revascularization strategy [J]. International Journal of Vascular Medicine, 2014, 2014: 1-13.

[23] FAGLIA E, CLERICI G, SCATENA A, et al. Severity of demographic and clinical characteristics, revascularization feasibility, major amputation, and mortality rate in diabetic patients admitted to a tertiary diabetic foot center for critical limb ischemia: comparison of 2 cohorts recruited at a 10-year distance [J]. Annals of Vascular Surgery,2014,28(7):1729-1736.

[24] IIDA O, TAKAHARA M, SOGA Y, et al. Impact of Angiosome-oriented revascularization on clinical outcomes in critical limb ischemia patients without concurrent wound infection and diabetes [J]. Journal of Endovascular Therapy,2014,21(5):607-615.

[25] IIDA T, IIDA O, OKAMOTO S, ET Al. Endovascular therapy with novel high anterior tibial artery puncture for limb salvage in a case of critical lower limb ischemia[J]. Cardiovascular Intervention and Therapeutics,2014,29(4):363-367.

[26] LACIN N T, UTKAN G G. Role of biomaterials in prevention of in-stent restenosis[J]. J Biomed Mater Res B ApplBiomater,2014,102(5):1113-1120.

[27] UHL C, HOCK C, BETZ T, et al. Comparison of venous and He PTFE tibial and peroneal bypasses in critical limb ischemia patients unsuitable for endovascular revascularization [J]. Vascular,2014,23(6):607-613.

[28] COCKETT F B, THOMAS M L, NEGUS D. Iliac vein compression-its relation to iliofemoral thrombosis and the post-thrombotic syndrome[J]. Br Med J,1967,2(5543):14-19.

[29] KIBBE M R, UJIKI M, GOODWIN A L, et al. Iliac vein compression in an asymptomatic patient population [J]. J Vas Surg,2004,39(5):937-943.

[30] RAJU S, NEGLEN P. High prevalence of nonthrombotic iliac vein lesions in chronic venous disease: a permissive role in pathogenicity[J]. J Vasc Surg,2006,44(1):136-143.

[31] MAY R, THURNER J. The cause of the predominantly sinistral occurrence of thrombosis of the pelvic veins[J]. Angiology, 1957, 8 (5):419-427.

[32] COCKETT F B, THOMAS L. The iliac compression syndrome[J]. The British Journal of Surgery, 2010, 52(10):816-821.

[33] ABBADE L P F, WANG M, SRIGANESH K, et al. Framing of research question using the PICOT format in randomised controlled trials of venous ulcer disease: a protocol for a systematic survey of the literature[J]. BMJ Open, 2016, 6(11):e13175.

[34] KAHN S R, COMEROTA A J, MARY C, et al. Thepostthrombotic syndrome: evidence-based prevention diagnosis, and treatment strategics. a scientific statement from the america heart association [J]. Circulation, 2014, 130(18):1631-1661.

[35] BHARA TH V, KAHN S R, LAZO-LANGNER A. Genetic polymorphisms of vein wall remodeling in chronic venous disease: a narrative and systematic review[J]. Blood, 2014, 124(8): 1242-1250.

[36] MOUSA A Y, BROCE M, YACOUB M, et al. Iliac vein interrogation augments venous ulcer healing in patients who have failed standard compression therapy along with pathological venous closure[J]. Ann Vasc Surg, 2016, 34:144-151.

[37] DIAS T Y A F, COSTA I K F, MELO M D M, et al. Quality of life assessment of patients with and without venous ulcer[J]. Registan Latino-Americana de Enfermagem, 2014, 22(4):576-581.

[38] WYSONG A, TAYLOR B R, GRAVES M, et al. Successful treatment of chronic venous ulcers with a 1,320-nm endovenous laser combined with other minimally invasive venous procedures [J]. Dermatologic Surgery, 2016, 42(8):961-966.

[39] KANCHANABAT B, STAPANAVATR W, KANCHANASUTTIRUK

P. Total Superficial Vein Reflux Eradication in the Treatment of Venous Ulcer[J]. World Journal of Surgery,2015,39(5):1301-1305.

[40]KOKKOSIS A A,LABROPOULOS N,GASPARIS A P. Investigation of venous ulcers [J]. Seminars in Vascular Surgery, 2015, 28 (1): 15-20.

[41]LLORET P,REDONDO P,CABRERA J,et al. Treatment of venous leg ulcers with ultrasound-guided foam sclerotherapy:healing, long-term recurrence and quality of life evaluation [J]. Wound Repair and Regeneration,2015,23(3):369-378.

[42]MARSTON W A. Efficacy of endovenous ablation of the saphenous veins for prevention and healing of venous ulcers[J]. Journal of Vascular Surgery:Venous and Lymphatic Disorders,2015,3(1): 113-116.

[43]THAKRAL G,LA FONTAINE J,KIM P,et al. Treatment options for venous leg ulcers: effectiveness of vascular surgery, bioengineered tissue, and electrical stimulation [J]. Adv Skin Wound Care,2015,28(4):164-172.

[44]VOUNOTRYPIDIS P, PAPPAS P, VRANGALAS V, et al. "Toothbrush" the feet [J]. The International Journal of Lower Extremity Wounds,2015,14(3):291-294.

[45]WU B,LU J,YANG M,et al. Sulodexide for treating venous leg ulcers[J]. Cochrane Database Syst Rev,2016(6):D10694.

[46]MOORE H M,LANE T R,FRANKLIN I J,et al. Retrograde mechanochemical ablation of the small saphenous vein for the treatment of a venous ulcer[J]. Vascular,2014,22(5):375-377.

[47]SULLIVAN L P, QUACH G, CHAPMAN T. Retrograde mechanico-chemical endovenous ablation of infrageniculate great saphenous vein for persistent venous stasis ulcers[J]. The Journal of Venous Disease,2014,29(10):654-657.

[48] HEDAYATI N, CARSON J G, CHI Y, et al. Management of mixed arterial venous lower extremity ulceration: a review[J]. Vascular Medicine, 2015, 20(5): 479-486.

[49] SERRA R, GALLELLI L, CONTI A, et al. The effects of sulodexide on both clinical and molecular parameters in patients with mixed arterial and venous ulcers of lower limbs[J]. Drug Des Devel Ther, 2014, 8: 519-527.

[50] FOURGEAUD C, MOULOISE G, MICHON-PASTUREL U, et al. Interest of punch skin grafting for the treatment of painful ulcers[J]. Journal des Maladies Vasculaires, 2016, 41(5): 329-334.

[51] THE AMERICA HEART ASSOCIATION(AHA). The postthrombotic syndrome: Evidence-based prevention diagnosis, and treatment strategies[J]. Circulation, 2014, 130: 1631-1661.

2 动脉性创面的血管外科处理

2.1 概述

动脉性创面(通常也称为动脉性溃疡)主要是外周动脉疾病(peripheral arterial disease,PAD)导致肢体末梢血运的减少所引起的,通常可以累及上肢和下肢,而下肢更为多见。多为老年患者,全球范围的发病情况尚不得而知,在美国60岁以上的人群PAD发病率为12%～20%,其中严重肢体缺血(critical limb ischemia,CLI)的发病率和患病率分别为0.35%和1.33%。而CLI是导致远端肢体溃疡的主因。

通常对于动脉性溃疡的处理以外科开通靶血管血运为主,同时需要辅以下3方面的措施:①戒烟、规律行走训练等非药物治疗方法;②降脂、降压、降糖等改善危险因素的措施;③通过抗血小板预防心血管事件、通过蛋白激酶受体-1拮抗剂沃拉帕沙(vorapaxar)预防急性肢体缺血事件、通过磷酸二酯酶抑制剂西洛他唑(cilostazole)改善远端肢体灌注等药物治疗。当然,对于无法进行外科治疗的患者,还可以尝试血管生成药物的治疗。血管生成方面的治疗是基于应用血管形成相关因子,如血管内皮生长因子(vascular endothelial growth factor,VEGF)、成纤维细胞生长因子(fibroblast growth factor,FGF)、肝细胞生长因子(hepatocyte growth factor,HGF),促进末梢低灌注区域形成新生血管(neovascularization)的理论,截至目前,虽然上述因子可以促进新生血管形成和改善侧支循环,但是相关临床研究尚未证实其在促进溃疡愈合和降低截肢率方面依然有效。

动脉性溃疡的外科处理主要包括:外科手术,如动脉取栓术、内膜剥脱术、血管旁路移植术等;腔内治疗,如球囊扩张、血管支架、动脉斑块切除、内膜下血管成形术、溶栓术等。

在外科手术中尤以血管旁路移植术最具代表性,在 PAD 中血管旁路移植术多用于下肢长段的动脉闭塞性病变,常见的血管旁路移植术包括:主-双/单股动脉血管旁路移植术、股-腘动脉血管旁路移植术,解剖外途径的血管旁路移植术有腋-股动脉血管旁路移植术、股-股动脉血管旁路移植术等。

自从 1964 年 Charles Dotter 和他的学生为患有股动脉狭窄的老年女性进行了世界上第一例经皮血管扩张成形术以来,腔内治疗已经成为 PAD 的首选治疗方式。腔内技术的发展及各种新器械的出现为血管外科治疗开拓了崭新的发展领域,这一点在 PAD 的治疗中体现得尤为突出。

对于创面的处理还应该遵循 TIME 现代创面处理模式:T(tissue management,创面组织处理),I(inflammation and infection,炎症和感染控制),M(moisture balance,湿度平衡),E(edge epithelial,创缘上皮化)。

总之,对于动脉性溃疡的处理应当根据患者的实际情况,结合微创及快速康复的现代治疗理念,选择个体化的治疗方式,最终达到对于动脉性溃疡的合理治疗。

2.2 腹主动脉及髂动脉闭塞

2.2.1 概述

2.2.1.1 定义

腹主动脉及髂动脉闭塞主要是指由于动脉硬化闭塞症、动脉栓塞或血栓形成等原因导致的肾下腹主动脉、髂动脉狭窄和(或)闭塞,致使病变肢体血供不足,引起下肢间歇性跛行(intermittent claudication,IC)、静息痛乃至肢体溃疡或坏死等临床表现的疾病。根据发病的缓急程度、发病的时间,可以分为急性和慢性腹主动脉及髂动脉闭塞。慢性腹主动脉及髂动脉闭塞即 Leriche 综合征,典型的临床表现为 Leriche 三联征,即间歇性跛行、男性性功能障碍和股动脉搏动减弱或消失。

2.2.1.2　流行病学

腹主动脉及髂动脉闭塞,一般而言,老年人多见,男性多于女性,吸烟人群中更好发,合并高血压、高脂血症、糖尿病的人群中发病率更高。部分腹主动脉及髂动脉闭塞症患者同时伴有广泛下肢股腘和膝下多节段周围血管病变。

2.2.1.3　病因

腹主动脉及髂动脉狭窄和闭塞最常见的原因是动脉粥样硬化。随着动脉粥样硬化斑块的进展,动脉管腔直径减小,当动脉横截面积减小到 75% 时,就导致相应肢体和器官发生供血不足。动脉粥样硬化的危险因素包括高龄、高血压、糖尿病、高脂血症、慢性肾功能不全、吸烟和高同型半胱氨酸血症等。少数情况下,主动脉夹层可以出现真腔狭窄或闭塞,也可以出现相应的腹主动脉及髂动脉闭塞的缺血症状。除此以外,还有一些非动脉粥样硬化因素也可以导致腹主动脉及髂动脉狭窄或闭塞,例如多发性大动脉炎和其他高凝状态导致的动脉内血栓形成、动脉栓塞等。

2.2.1.4　临床表现

慢性腹主动脉及髂动脉闭塞的主要临床表现如下。

(1)轻微症状　如患肢冷感、肢端感觉异常、行走易疲劳等,往往在活动后症状加重。

(2)间歇性跛行　肾下腹主动脉、髂总动脉等病变主要表现为下腰部、臀肌间歇性跛行;男性患者,病变累及髂动脉分叉处或髂内动脉开口病变,可能合并勃起功能障碍;髂外动脉病变可出现大腿间歇性跛行。初起症状不规律,后逐渐加重。通常表现为行走一段距离后特定肌群疼痛,休息数分钟后疼痛缓解。随着疾病进展,跛行时间(从开始行走到出现疼痛的时间)和跛行距离均缩短。

(3)静息痛　随着动脉狭窄闭塞的发展,即使静息状态下,肢体血供仍然不足,可引起肢体持续性疼痛,即静息痛,往往提示患肢趋于坏疽。疼痛部位多在患肢前半足或足趾,夜间及平卧时疼痛明显,患者采取屈膝位或者肢体下垂可以改善疼痛。

(4)**溃疡和坏疽** 严重缺血时可出现肢端溃疡或坏疽,甚至经久不愈。静息痛(持续 2 周以上)、溃疡、坏疽均提示肢体处于严重缺血阶段,称为严重肢体缺血(CLI)。

(5)**查体** 可以发现股动脉、腘动脉、足背动脉、胫后动脉搏动减弱或消失。下肢出现皮温下降、颜色苍白、皮肤菲薄、毛发脱落、肌肉萎缩等营养障碍性改变。

急性腹主动脉及髂动脉闭塞主要原因可以是动脉栓塞、动脉内血栓形成,或动脉粥样硬化基础上继发血栓形成等。容易累及双侧肢体,发病急骤,迅速出现肢体疼痛、感觉运动障碍,甚至肢体花斑坏疽等。严重者可出现典型的"6P"症状,即疼痛(pain)、苍白(pallor)、无脉(pulselessness)、麻痹(paralysis)、感觉异常(paresthesia)和皮肤冰凉(poikilothermia)。急性腹主动脉及髂动脉闭塞时,往往可以触及双侧股动脉搏动减弱或消失,大腿及以下的皮肤温度降低甚至厥冷,肢体苍白、发绀甚至出现花斑。患肢感觉减退,当运动神经和肌肉缺血导致运动功能障碍时,可出现腓总神经麻痹或下肢全瘫等表现。

2.2.1.5 诊断

根据患者典型的临床症状和体征,结合超声检查、下肢动脉 CTA 或核磁血管造影的检查不难做出腹主动脉及髂动脉狭窄闭塞的诊断。结合患者的年龄、是否具有动脉硬化的危险因素等,区分腹主动脉及髂动脉闭塞的原因是动脉硬化性还是非动脉硬化性。对于非动脉硬化性的腹主动脉及髂动脉闭塞,实验室检查(如易栓症的相关检查)和辅助检查可以提供相应的诊断依据。

2.2.1.6 分级分类

(1)**根据 Fontaine 分期** 慢性腹主动脉及髂动脉闭塞的症状可以分为以下 4 个临床时期:Fontaine Ⅰ期,缺乏症状但可客观上诊断的周围动脉疾病即轻微症状期；Fountaine Ⅱ 期，间歇性跛行期；Fountaine Ⅲ 期，静息痛期；Fountaine Ⅳ 期，溃疡和坏疽期。

Fountaine 分期和 Rutherford 分级的内容详见表 2.1。

表 2.1　慢性下肢缺血的 Fontaine 分期和 Rutherford 分级

Fontaine 分期	Rutherford 分级	临床表现	客观指标
0 轻微症状期	0	无症状，无明显血流动力学改变的闭塞性病变	运动平板试验/加强试验结果正常
Ⅰ 间歇性跛行期	1	轻度间歇性跛行	可完成平板试验，试验后踝动脉压力在 6.67 kPa（50 mmHg）以上，但较正常值至少低 3.33 kPa（25 mmHg）
	2	中度间歇性跛行	症状介于 1 和 3 之间
	3	重度间歇性跛行	不能完成平板试验，试验后踝动脉压力在 6.67 kPa（50 mmHg）以下
Ⅱ 静息痛期	4	缺血性静息痛	静息踝动脉压力在 5.33 kPa（40 mmHg）以下，踝或中足血流容积描记曲线平坦或几乎无搏动 趾动脉压在 4 kPa（30 mmHg）以下
Ⅲ 溃疡和坏死期	5	轻微组织缺失，难治性溃疡，局限性坏疽并伴有弥散足部缺血	静息踝动脉压力在 8 kPa（60 mmHg）以下，踝或中足血流容积描记曲线平坦或几乎无搏动趾动脉压在 5.33 kPa（40 mmHg）以下
	6	中足以上水平主要组织缺失，无法挽救的足部功能丧失	同 5

(2)急性腹主动脉及髂动脉闭塞的分级　可参照急性下肢缺血的 Rutherford 分级(表 2.2)。该分级对于判断患者病情的严重程度、指导治疗方式的选择、判断预后有重要意义。

表 2.2　急性下肢动脉栓塞的 Rutherford 分级

分级	预后	感觉丧失	运动障碍	动脉彩超信号	静脉彩超信号
Ⅰ.可存活	存活未受威胁	无	无	正常	正常
Ⅱ.存活受威胁					
Ⅱa.存活未受到立即威胁	及时治疗,肢体可存活	无或局限于足趾	无	常消失	正常
Ⅱb.存活受到立即威胁	立即治疗,肢体方可存活	超过足趾,出现静息痛	轻至中度	通常消失	正常
Ⅲ.不可逆缺血	肢体丧失不可避免	严重感觉障碍	严重麻痹	消失	消失

(3)慢性腹主动脉及髂动脉闭塞病变的 TASC Ⅱ 分型　参照 2007 年第 2 版泛大西洋协作组织(Transatlantic Inter-Society Consensus,TASC)分型标准(表 2.3)。

表 2.3　TASC 分型标准

分型	图例
A 型 ● 单侧或双侧髂总动脉狭窄 ● 单侧或双侧髂外动脉的单个短段狭窄(≤3 cm)	

续表 2.3

分型	图例
B 型 • 肾下腹主动脉的短段狭窄（≤3 cm） • 单侧髂总动脉闭塞 • 未累及股总动脉的单处或多处髂外动脉狭窄（总长度 3～10 cm） • 未累及髂内动脉起始处或股总动脉的单侧髂外动脉闭塞	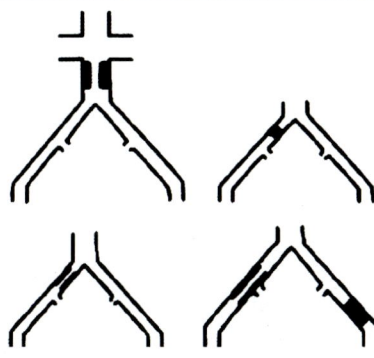
C 型 • 双侧髂总动脉闭塞 • 未累及股总动脉的双侧髂外动脉狭窄（总长度 3～10 cm） • 累及股总动脉的单侧髂外动脉狭窄 • 累及髂内动脉起始处和（或）股总动脉的单侧髂外动脉闭塞 • 单侧髂外动脉闭塞伴重度钙化，累及或未累及髂内动脉起始处和（或）股总动脉	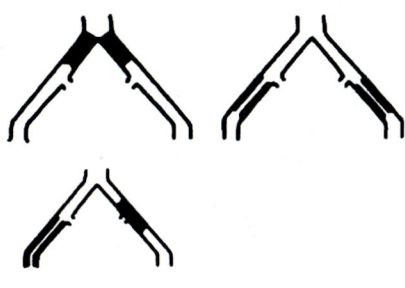
D 型 • 肾下腹主动脉-髂动脉闭塞 • 需要治疗的腹主动脉及双侧髂动脉的广泛病变 • 累及单侧髂总、髂外及股动脉的多处广泛狭窄 • 累及单侧髂总及髂外动脉的闭塞 • 双侧髂外动脉闭塞 • 髂动脉狭窄合并需要治疗但不适合行腔内治疗的腹主动脉瘤，或合并其他需要腹主动脉或髂动脉开放手术治疗的病变	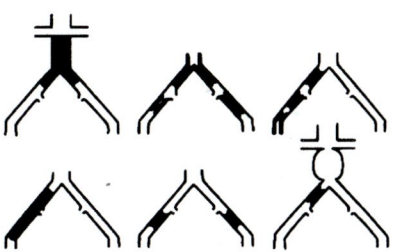

2.2.1.7 手术指征

腹主动脉及髂动脉闭塞症的手术指征:①下肢静息痛、溃疡坏疽等严重下肢缺血;②影响患者生活质量的严重间歇性跛行,患者希望改善生活质量。

2.2.2 治疗

腹主动脉及髂动脉闭塞性疾病的治疗需采取综合治疗手段,主要包括:危险因素控制、药物治疗、运动锻炼、血管重建等。

2.2.2.1 危险因素控制

危险因素控制是动脉硬化性腹主动脉及髂动脉闭塞的基础治疗手段,主要包括高血压控制、高脂血症控制、糖尿病控制、戒烟等。

(1)**高血压控制** 优先选择长效降压药,将患者血压控制在<18.67/12.00 kPa(140/90 mmHg),对于合并有糖尿病或肾功能不全患者,建议控制血压<17.33/10.67 kPa(130/80 mmHg)。β受体阻滞剂尤其适用于下肢缺血合并冠状动脉粥样硬化性心脏病的患者,有利于减少患者的心脏事件而不会降低跛行距离或加重跛行的症状。

(2)**高脂血症的控制** 他汀类药物具有降脂和抗动脉硬化双重作用,可以改善患者的预后。对于心血管风险极高危的患者,低密度脂蛋白胆固醇(low-density lipoprotein cholesterol,LDL-C)需低于1.8 mmol/L;心血管风险高危的患者,LDL-C需低于2.6 mmol/L;其余患者LDL-C控制在3.4 mmol/L以下。需要再血管化或已经再血管化的腹主动脉及髂动脉闭塞患者都属于心血管风险极高危的患者,尤其应该注意将LDL-C控制在1.8 mmol/L以下。

(3)**糖尿病控制** 严格控制血糖对于延缓动脉硬化疾病进展至关重要。

(4)**戒烟** 建议制定详细的计划帮助动脉硬化患者成功戒烟,包括自主戒烟或通过尼古丁替代疗法等达到戒烟的目的,可以有效减缓动脉硬化疾病的发生发展,减少血管事件,改善患者预后。

2.2.2.2 药物治疗

抗血小板治疗是慢性动脉硬化闭塞症患者的基础用药,主要目的是减少动脉硬化相关心脑血管意外和症状性下肢动脉硬化闭塞症患者下肢缺血相关事件发生率。常用药物主要包括:阿司匹林 75~100 mg/d,或氯吡格雷 75 mg/d。除此之外,另外一些扩血管药物,如磷酸二酯酶抑制剂和 5-羟色胺受体拮抗剂等,可同时具有抑制血小板聚集和扩张周围血管、促进侧支循环建立的三重作用,可用于改善腹主动脉及髂动脉闭塞症患者症状,改善间歇性跛行。当急性腹主动脉及髂动脉闭塞时,或慢性下肢缺血急性加重,或患者合并其他高凝因素,需应用抗凝药物。抗凝药物与抗血小板药物联用,可能增加出血风险,需根据患者的临床情况、出血风险,制定个体化的用药方案。对于严重静息痛或肢体坏疽引起严重疼痛的患者,良好的镇痛治疗也是综合治疗的重要组成部分。

2.2.2.3 运动锻炼

规律的运动锻炼可改善腹主动脉及髂动脉闭塞患者无痛步行距离和最大步行距离,提高生活质量和生活能力。推荐方法:每次步行 30~45 min,每周至少 3 次,至少持续 12 周。

2.2.2.4 血管重建

(1)血管重建的目的和原则 慢性腹主动脉及髂动脉闭塞症患者,根据患者的症状,血管重建的目的和原则有所不同。间歇性跛行患者,是否需要血管重建,采用何种方式进行血管重建,需要结合患者的缺血症状,症状对生活质量和功能的影响,血管重建的风险收益比,患者的主观愿望以及对生活质量的要求来综合决定。对于间歇性跛行的患者,血管重建的目标是缓解症状,同时尽可能提高血管重建后的远期通畅率。重症下肢缺血患者(包括静息痛、溃疡、坏疽等),由于此类患者预后极差,具有较高的截肢率和病死率,因此这类患者应在条件许可时积极进行血管重建,目的是重建有效下肢血运,以减少静息痛,促使溃疡愈合,尽可能保留下肢功能以及改善生活质量。急性腹主动脉及髂动脉闭塞患者,应尽早进行血管开通或血管重建,以防止肢体出现进一步不可逆坏死,尽可能降低截肢平面。

(2)慢性腹主动脉及髂动脉闭塞血管重建方式的种类、选择和技术要点

1)腔内治疗:对于影响生活质量和具有显著血流动力学异常的慢性腹主动脉及髂动脉病变,腔内治疗是血运重建的有效方式。腹主动脉及髂动脉 TASC A～C 级病变首选腔内治疗;在有腔内手术经验技术保证的情况下,TASC D 级病变,如患者的一般情况较差,不宜开放手术时可考虑腔内治疗。腹主动脉及髂动脉球囊扩张和支架植入是最常采用的腔内治疗方式,需要注意的技术要点如下。①尽量争取导丝经真腔通过病变,内膜下成形可能增加动脉破裂的风险,导致严重后果。②由于腹主动脉及髂动脉出血后果的严重性,应该常规备用覆膜支架;应用覆膜支架时,充分的前扩张和后扩张,有助于获取满意治疗效果。③平肾腹主动脉及髂动脉闭塞是最难腔内处理的特殊类型,由于闭塞水平达到肾动脉平面,支架近段需延伸到肾动脉上方,因此双侧肾动脉的保护成为需要关注的重点。可以采取肾动脉球囊阻断的方式,必要时需要在肾动脉放置支架保证肾动脉血供。在考虑有较多血栓负荷的患者中,也可以考虑先采取导管溶栓的方式达到减容甚至降低动脉闭塞平面的目的。④目前机械性减容措施,如血栓抽吸等,仅能应用于确保导丝为真腔通过时,需谨慎应用。

具体的操作步骤如下。

ⅰ.穿刺入路和导丝通路的建立:左肱动脉入路是常用的顺行开通病变的入路,在左锁骨下动脉存在病变时,也可以考虑右肱动脉入路,甚至左、右颈动脉入路。对于Ⅲ型弓的患者要避免采用右肱动脉入路。另外,股动脉往往是逆向建立导丝通道的重要通路,某些情况下,需要通过逆行入路通过病变建立导丝通路。腹主动脉及双髂动脉闭塞病变开通时通常要选择两个以上的穿刺入路。但要注意导丝到达主动脉后需要确认导丝位于真腔。当某种方向的导丝通过困难时,往往需要双向会师技术,甚至是双球囊撕裂技术

建立导丝通路。Outback 和 Pioneer 等返回真腔的装置在应用与腹主动脉及髂动脉部位时需谨慎。导丝顺行通过病变达到股动脉,但在股动脉无法返回真腔时,可以切开股总动脉,破膜,确保导丝回到真腔。

ⅱ. 球囊预扩张：导丝通路建立后,可以采用小口径球囊逐级扩展的方式,逐渐扩张病变,扩张的时候需要注意患者的主诉,在患者疼痛严重时要考虑除外动脉破裂的可能。充分的预扩张有利于后续支架的释放和塑形。球囊直径的选择需要根据靶病变近远端相对健康的管腔的直径,单侧预扩张球囊直径通常可选择 3~7 mm。

ⅲ. 支架植入：通常选择自膨支架,对于短段的非弯曲部位的病变,可以考虑选用球扩支架。髂动脉开口部位病变选用球扩支架更能实现精准定位。鉴于腹主动脉及髂动脉一旦破裂,其后果的严重性,通常优选考虑覆膜支架。另外,血栓负荷较多的患者也可以考虑采用覆膜支架。对于髂动脉开口部位的病变,以及累及腹主动脉分叉部位的病变应考虑采用"对吻"技术以获得充分的病变覆盖范围。

ⅳ. 球囊后扩张：对于自膨支架和覆膜支架,释放后,通常需要应用合适口径的球囊进行后扩张和塑形。

ⅴ. 联合股动脉内膜剥脱和股深动脉成形术：有助于改善支架远端的流出道,减少支架跨越腹股沟韧带的可能性。

2) 外科开放手术：对于全身情况好,可耐受开放手术,保守治疗效果不理想,不愿意接受腔内手术,多次腔内治疗失败或腔内治疗有难度的症状性腹主动脉及髂动脉闭塞患者,可以采用外科开放手术治疗。全身情况较好的腹主动脉及髂动脉 TASC D 级病变患者,尤其适合外科开放手术治疗。手术方式包括主动脉-髂动脉旁路移植术、主动脉-股动脉旁路移植术、髂动脉-股动脉旁路移植术、股动脉-股动脉旁路移植术、腋动脉-股动脉旁路移植术等。腹主动脉及髂动脉暴露的手术入路包括经腹和经腹膜后入路,腹腔镜技术也可用于解剖腹主动脉和髂动脉。一般情况相对较差,不能耐受开腹或腹膜外手术的患者,可以采用股动脉-股动脉旁路移植术、腋动脉-股动脉旁路移植术。常用的移植物为聚四氟乙烯或编织涤纶人造血管。动脉内膜剥脱术多作为动脉旁路移植术的辅助,以构建良好的吻合口,尤其是股总动脉和股深动脉开口部位内膜剥脱,有助于构建良好的吻合口,并保留股深动脉的灌注。腹主动脉及髂动脉病变很少考虑单纯内膜剥脱血管成形术。

i.动脉解剖及入路:动脉解剖及入路如下。

●经腹入路显露腹主动脉及髂动脉:解剖腹主动脉多采用正中切口,解剖髂动脉可采用旁正中切口或者腹直肌旁切口,打开腹腔,将横结肠牵向头侧,小肠推向右上侧,打开后腹膜,显露腹主动脉或髂动脉,套阻断带备用。解剖髂总动脉时应小心后内侧伴行的髂静脉,并注意保护跨行髂总动脉的输尿管。如果动脉闭塞延伸到肾动脉水平,往往需要解剖主动脉到肾上水平,以获得安全的近段阻断位置。某些情况下,需要在腹主动脉近肾区域做内膜剥脱术,以获得良好的吻合口条件。

●经腹膜外入路显露腹主动脉及髂动脉:常采用腹直肌旁切口,或者反麦氏点切口,切开腹外斜肌、腹内斜肌、腹横肌及腹横筋膜,在腹膜外腰大肌内侧显露腹主动脉及髂动脉。腹膜外入路解剖腹主动脉尽量从左侧入路,可以避开主动脉右侧的下腔静脉。适用于既往曾开腹手术、腹壁造瘘的患者。

●腹股沟入路解剖股动脉:解剖股总动脉可以采取腹股沟纵向切口或斜行切口。腹股沟斜行切口位于腹股沟韧带下方 1~2 cm,平行于腹股沟韧带方向,优势是动脉较为表浅,切口不跨越腹股沟皱褶,愈合相对较好;缺点是不利于暴露股浅和股深动脉。腹股沟纵向切口有利于暴露长段股动脉,便于股总动脉、股深动脉内膜剥脱,以构建良好的股动脉吻合口。

●锁骨下切口入路暴露腋动脉:对于一般情况较差,不能耐受开腹或腹膜后手术的患者,可以采取腋-股搭桥的方式。腋动脉解剖通常通过锁骨下动脉切口,从胸锁关节外侧 2 cm 开始,向三角胸肌间沟延伸 5~6 cm。切开深筋膜后,沿胸大肌肌间沟方向逐层解剖。切开喙锁筋膜,在脂肪组织内显露腋动、静脉,牵开腋静脉,以利于尽量游离暴露腋动脉 4~5 cm,分离时应注意避免损伤腋静脉和臂丛神经。

ⅱ.移植物选择:腹主动脉及髂动脉/股动脉搭桥通常采用聚四氟乙烯分叉型人工血管,也可以为涤纶人工血管,根据腹主动脉和髂股动脉的直径,可以选择的人工血管直径为 8~16 mm、7~14 mm、9~18 mm、6~12 mm。腋股搭桥通常采用 8 mm 直径的人工血管,腋-双股搭桥也可以采用自制的分叉型人工血管或成品分叉型人工血管。股股转流可以采用 6 mm 移植物。

ⅲ.隧道的建立:主髂人工血管移植物的隧道位于腹膜后区域,近心段平行于腹主动脉及髂动脉,一般位于髂动脉的前方和输尿管的后方,注意避免损伤输尿管;左侧隧道需要从稍偏外侧经过乙状结肠系膜下方穿过。双侧隧道向下经过腹股沟韧带下方将人工血管引导到腹股沟切口。必要时可以切开腹股沟韧带的后壁以避免压迫人工血管。隧道的建立可以利用手指、卵圆钳,尽量采取钝性分离,避免锐性分离导致的出血。

腋-股人工血管移植物的隧道往往需要使用隧道器,经腹股沟韧带下方,沿腋中线,于 Scarpa 筋膜下方建立隧道。隧道器不够长时,可以在肋下做一小切口作为过渡。腋双股人工血管分叉支的隧道可以是经过耻骨上区域从一侧腹股沟到另一侧腹股沟的倒"U"形隧道,以手指做钝性分离,避免损伤腹膜或膀胱。也可以以隧道器从一侧腹股沟切口到肋下切口经 Scarpa 筋膜深面来建立。

ⅳ.吻合:移植物与动脉的吻合口可以选择端端或者端侧吻合。两种方法都不具有绝对优势,但在特定情况下两种方法各有优势。端端吻合口更符合血流动力学特点,可减少湍流,有利于提高远期通畅率。移植物与动脉端侧吻合有助于保留肠系膜下动脉、髂内动脉的侧支循环,减少内脏和盆腔缺血。移植物与主动脉吻合时加一垫片,有助于加强主动脉壁的强度,减少远期吻合口假性动脉瘤的发生。

移植物与腋动脉吻合口一般采用端侧吻合,应注意移植物与腋动脉的角度,移植物既不要冗长,也不能太短,尽量避免成角和因肩关节活动导致的牵拉和扭曲。

吻合完成后,对于主-髂/股人工血管,需要用后腹膜包裹,以减少后期移植物感染和主动脉移植物肠瘘的可能。

2.2.3 并发症及预防

2.2.3.1 腹主动脉及髂动脉闭塞腔内治疗的并发症

腹主动脉及髂动脉闭塞腔内治疗的并发症包括穿刺点相关并发症(假性动脉瘤、血肿)、造影剂肾病、腹主动脉及髂动脉破裂、动脉夹层、远端动脉栓塞等。动脉破裂虽然少见,但是一种严重的并发症,常发生在动脉细小、钙化严重的病例中。患者往往在球囊扩张的过程中出现腰背部疼痛,此时需警惕动脉瘤破裂。全麻条件下,患者无法感知疼痛,动脉破裂和破裂先兆易被忽视,其后果往往是致命的。在高危病例中,应注意避免球囊和支架过大(oversize),也可以考虑直接放置覆膜支架。远端动脉栓塞原因往往与腔内操作时斑块和血栓脱落有关,根据栓塞部位的不同,导致不同程度的缺血。预扩张次数过多或球囊直径过大,易出现远端动脉栓塞。腘动脉三分叉部位以上的动脉栓塞,要尽量通过腔内抽吸或开放手术的方式取出。腘动脉三分叉以下部位的动脉栓塞,如果仍能保持1~2根较好的流出道,则可以考虑保守治疗。

2.2.3.2 腹主动脉及髂动脉闭塞外科开放手术的并发症

腹主动脉及髂动脉闭塞外科开放手术的并发症包括早期并发症和晚期并发症。早期并发症主要包括心脏事件、脑血管意外、肺部感染、死亡、出血和血肿、肾功能衰竭、急性肢体缺血、肠缺血、脊髓缺血、输尿管损伤、性功能障碍等;晚期并发症包括移植物血栓形成、移植物感染、主动脉肠瘘、吻合口假性动脉瘤等。

移植物血栓形成的主要原因是近端和远端吻合口内膜增生,流入道和流出道病变进展,采取取栓、溶栓、吻合口腔内成形等措施有助于提高移植物的一期辅助通畅率和二期通畅率。

吻合口假性动脉瘤往往与移植物老化、动脉壁薄弱、张力过大、

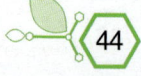

缝合技术欠佳、感染等因素相关。治疗可以采取开放手术或腔内处理的措施。

移植物感染和主动脉肠瘘是腹主动脉及髂闭塞性疾病外科开放手术最严重的晚期并发症,一旦发生,需要在严格抗感染的基础上,取出移植物。取出移植物后如必须行血运重建,首要考虑远离原道的解剖外旁路。原位重建往往不可取,除非采用自体材料。主动脉肠瘘一旦发生,病死率极高,常见于移植物和十二指肠第三、四段相通。处理方式:除了采取移植物取出、解剖外旁路重建外,还需要修复受累的肠道。保证肠道和移植物间有充分的组织覆盖有助于预防主动脉肠瘘的发生。

2.2.4 典型病例

【典型病例2.1】

患者男性,54岁。双下肢间歇性跛行2年,加重4个月。诊断:下肢动脉硬化闭塞症,腹主动脉及双髂动脉闭塞,冠状动脉硬化性心脏病,冠脉支架植入术后、高血压、高脂血症、2型糖尿病,左肾动脉狭窄。

术前计算机断层扫描动脉造影(CTA)提示:肾下腹主动脉闭塞,双髂总动脉闭塞,双髂外动脉纤细(图2.1)。术前双侧踝肱指数(ABI)为0.4。

治疗方法:正中开腹,主动脉内膜剥脱,主-双股人工血管搭桥术。手术采取平卧位,腰背部垫高,正中腹部切口,切口范围从剑突到脐下两指,逐层开腹。将横结肠向头端提起,小肠推向右上方,切开后腹膜,解剖肾下腹主动脉,套阻断带备用。双腹股沟纵向切口,逐层切开,解剖股总动脉套阻断带备用。全身肝素化后,阻断肾下主动脉,纵向剖开主动脉,行主动脉内膜剥脱术,取分叉型人工血管(8~16 mm),与主动脉端侧吻合。经双侧腹膜后隧道将两分叉分别引到腹股沟区域,与股动脉端侧吻合。放开阻断,确认无出血,远端动脉搏动良好。关闭后腹膜,充分隔离人工血管与肠道。放置引流,逐层关闭切口。

术后阿司匹林+氯吡格雷双抗,双侧 ABI 恢复到 1.0,术后 1 年 CTA(图 2.2)提示:人工血管通畅,双侧髂外动脉较前增粗。

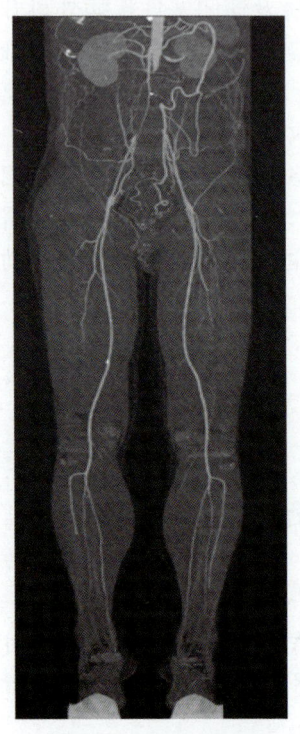

图 2.1　术前 CTA
提示:肾下腹主动脉闭塞,双髂总动脉闭塞,双髂外动脉纤细

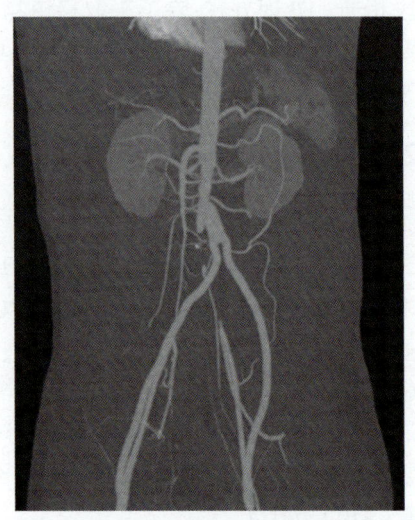

图 2.2　术后 1 年 CTA
提示:人工血管通畅,双侧髂外动脉较前增粗

【典型病例 2.2】

患者男性,52 岁。双下肢间歇性跛行 1 年,加重 2 个月。诊断:下肢动脉硬化闭塞症,平肾腹主动脉双髂动脉闭塞,胃大部切除术后。

术前 CTA(图 2.3)提示:平肾腹主动脉闭塞,左髂总动脉闭塞,左髂外动脉多发狭窄,管腔纤细,右髂总动脉闭塞。术前双侧 ABI 为 0.4。

动脉性创面的血管外科处理

治疗方法:腹主动脉及双髂球囊扩张,支架植入术,入路选择双肱动脉穿刺、双股动脉逆向穿刺植入导管鞘。造影提示平肾腹主动脉及髂动脉闭塞(图2.4)。双向导丝会师技术建立贯穿腹主动脉和双侧髂动脉的两条导丝通路。经过双肱动脉,分别放置导丝到双侧肾动脉并植入5~20 mm球囊。利用两条4~100 mm球囊分别经股动脉入路预扩张腹主动脉及双髂动脉,之后经双股动脉入路放入对吻自膨裸支架,主动脉段对吻支架直径为8 mm,髂动脉段支架为7 mm,左侧支架延伸到髂外动脉,右侧支架延伸到髂总动脉,以两条7~120 mm球囊同时做支架内后扩张。在预扩张、放置支架和后扩张步骤中,处理近肾水平的主动脉部位时,将双肾球囊低压充盈以保护双肾动脉,防止斑块和血栓脱落到肾动脉导致肾梗死(图2.5)。造影提示:腹主动脉及双髂动脉血流通畅(图2.6)。双肱动脉加压包扎,双股动脉闭合器闭合后加压包扎。

术后双侧 ABI 恢复到0.9,术后1年 CTA 提示:腹主动脉及双髂支架内血流通畅(图2.7、图2.8)。

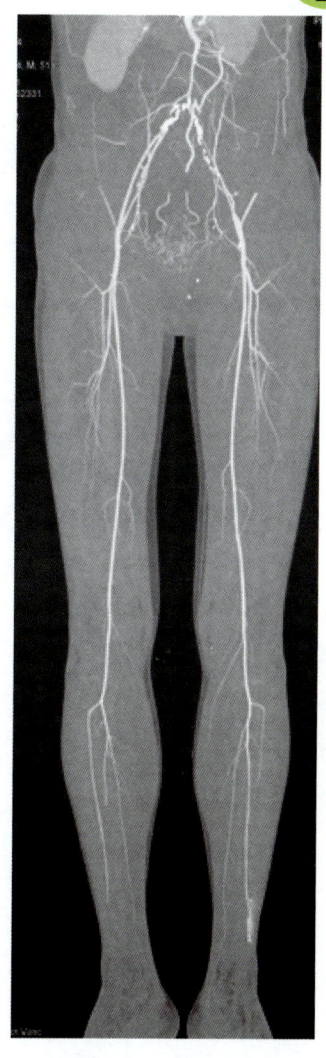

图2.3 术前 CTA

提示:平肾腹主动脉闭塞,左髂总动脉闭塞,左髂外动脉多发狭窄,管腔纤细,右髂总动脉闭塞

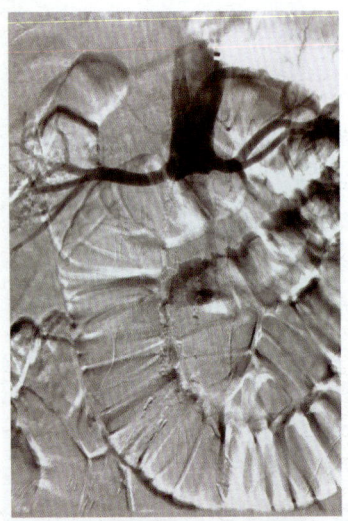

图2.4 造影提示平肾腹主动脉及双髂动脉闭塞

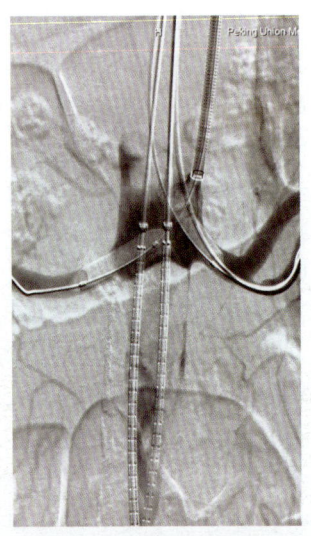

图2.5 预扩张、放置支架和后扩张

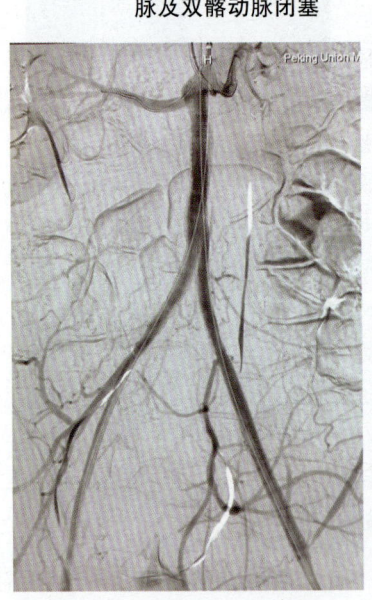

图2.6 造影提示：腹主动脉及双髂动脉血流通畅

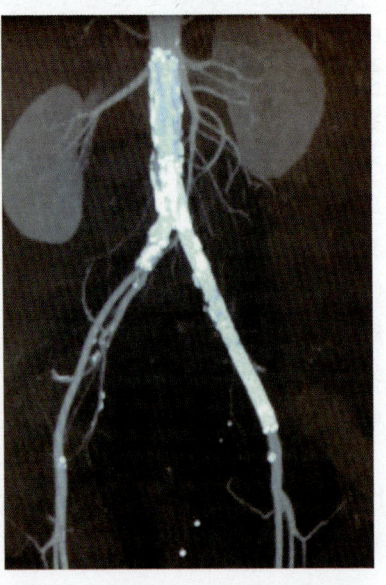

图2.7 术后1年CTA提示：腹主动脉及双髂支架内血流通畅

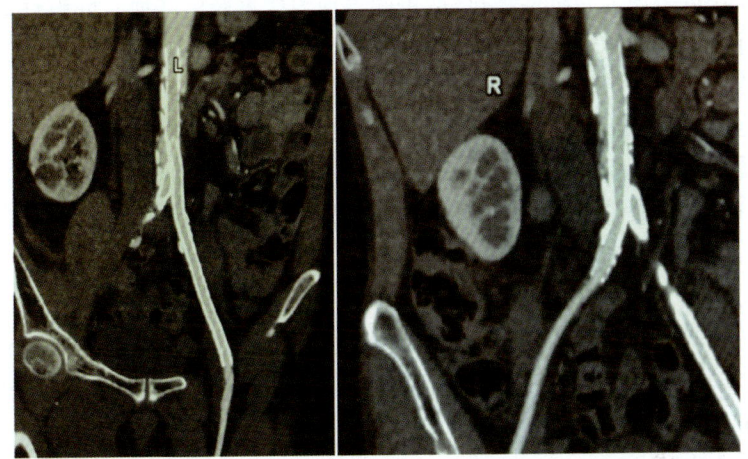

图 2.8　术后 1 年 CTA 提示：腹主动脉及双髂支架内血流通畅（局部放大显示）

（刘　暴　陈跃鑫）

2.3　股腘动脉闭塞

2.3.1　概述

2.3.1.1　定义

下肢动脉硬化闭塞症是指由动脉硬化造成的下肢供血动脉内膜增厚、管腔狭窄或闭塞，病变肢体血液应不足，引起下肢间歇性跛行、皮温降低、疼痛，甚至发生溃疡或坏死等临床表现的慢性进展性疾病，常为全身性动脉硬化血管病变在下肢动脉的表现。其发病率位于心血管疾病的第 3 位，仅次于冠状动脉粥样硬化性心脏病和中风，造成严重的社会及经济负担。动脉粥样硬化是造成下肢动脉狭窄的一个慢性进展的过程，根据动脉狭窄的部位及程度的不同，会造成一系列严重程度不同的症状，并且很多患者终生都没有症状。

症状可表现为间歇性跛行,严重的表现为严重肢体缺血。间歇性跛行是下肢动脉硬化闭塞症的主要临床表现之一,是一种由运动诱发的症状,指下肢运动后产生的疲乏、疼痛或痉挛,常发生在小腿后方,导致行走受限,短时间(常少于 10 min)休息后疼痛和不适感可缓解,再次运动后症状又出现。跛行距离可以提示缺血的程度。严重肢体缺血是下肢动脉硬化闭塞症较严重的一种表现,包括缺血引起的肢体静息痛、溃疡或坏疽。

2.3.1.2 流行病学

目前已有很多关于下肢动脉硬化闭塞症的流行病学研究,尽管由于下肢动脉硬化闭塞症无症状患者的存在,下肢动脉硬化闭塞症患病率很可能被低估,但是下肢动脉硬化闭塞症的患病率及并发症发生率仍在上升。以 ABI≤0.9 为标准,2010 年全球有 2.02 亿下肢动脉硬化闭塞症患者,其中 69.7% 在中低收入国家。较 1990 年中低收入国家下肢动脉硬化闭塞症患病率增加 28.7%,高收入国家下肢动脉硬化闭塞症患病率增加 13.1%。数个流行病学调查得出的结论是:下肢动脉硬化闭塞症在人群中总的患病率为 3%~10%。我国自然人群中,下肢动脉硬化闭塞症男性的患病率为 1.84%,女性的患病率为 4.31%。我国高危人群(≥50 岁,≥2 个心血管危险因素)中,PAD 患病率男性为 23.9%,女性为 27.1%。在对中国连云港 3 128 例无其他已知危险因素的高血压患者的调查中,下肢动脉硬化闭塞症的患病率为 9.0%,男性为 7.4%,女性为 10.0%。北京高龄(≥60 岁)患者患病率,男性 11.7%,女性 17.7%。下肢动脉硬化闭塞症患者中有症状的只占总患病人群的小部分。对 1 592 例 55~74 岁患者的调查中,间歇性跛行患者占 4.5%,而无症状性周围疾病的患者占 24.6%。在对 6 979 例 50~69 岁伴有危险因素及 70 岁以上患者的调查中,下肢动脉硬化闭塞症的患病率为 29%,但其中间歇性跛行患者仅占患病人群的 11%。对 5 434 例被调查者进行平均 5.7 年随访后发现,下肢动脉硬化闭塞症的发病率为 377/(10^6 人年),而其中有症状的发病率为 102/(10^6 人年)。周围血管疾病是高龄人群的一种常见疾病,70 岁以上人群的患病率可高达34%,并且PAD患者的病死率为非PAD患者的3倍。另一项研究中,65岁以上人群的患病率为13.4%,75岁以上人群的发病率升至21.6%。在对6 880例被调查者的横断面研究中,65岁以上男性下肢动脉硬化闭塞症的患病率为19.8%,65岁以上女性的患病率为16.8%。Framingham发现,男性间歇性跛行的发生率为$26/10^5$,女性间歇性跛行的发生率为$12/10^5$。超过50%的周围动脉疾病累及股腘动脉。

2.3.1.3 病因及危险因素

下肢动脉硬化闭塞症的危险因素与冠状动脉粥样硬化性心脏病的危险因素大致相同,同时也是动脉粥样硬化的危险因素,包括种族、性别、年龄以及高血压、糖尿病、脂代谢紊乱、慢性肾脏病、高同型半胱氨酸血症等。尽管某个危险因素在不同血管部位的重要性可能不同,但尚未有充分的研究。黑人患下肢动脉硬化闭塞症的风险是白种人的2倍多。吸烟是下肢动脉硬化闭塞症的重要危险因素,并且跟吸烟量有关。糖尿病不仅增加动脉粥样硬化的发生率,而且加快动脉粥样硬化的进程,糖尿病患者心脑血管并发症发生率及病死率均增高。糖尿病的严重程度及患病时间均与下肢动脉硬化闭塞症的发生及严重程度有关。40岁以上的糖尿病患者下肢动脉硬化闭塞症的患病率可达20%。50岁以上糖尿病患者下肢动脉硬化闭塞症的患病率可达29%。糖化血红蛋白的水平提高1%,下肢动脉硬化闭塞症的患病率提高28%,病死率、截肢率及微血管并发症发生率也随之提高。高血压患者中下肢动脉硬化闭塞症的发病风险升高,并且收缩压与舒张压的升高都与下肢动脉硬化闭塞症有关。在其他研究下肢动脉硬化闭塞症危险因素的文献中,吸烟者较非吸烟者的*OR*值为2.552(男性)和4.634(女性),而糖尿病患者较非糖尿病患者的*OR*值达到6.054(男性)和3.594(女性)。对5 434个对象进行调查的研究也指出,下肢动脉硬化闭塞症的主要危险因素包括现在吸烟(*OR* 2.300)、既往吸烟(*OR* 2.020)、年龄(*OR* 1.040)、糖尿病(*OR* 1.780)、心血管病史(*OR* 2.060)、高血压(*OR* 1.020)和三酰甘油(甘油三酯)水平(*OR*

1.560)。下肢动脉硬化闭塞症的其他危险因素还包括腰围、静息心率、睡眠质量等。

2.3.1.4 分期和分级标准

（1）分期　下肢动脉硬化闭塞症（ASO）的严重程度可根据 Fontaine 分期和 Rutherford 分期法判断。Rutherford 分期是下肢动脉硬化闭塞症最常用的临床分期方式，分为 0~6 共 7 期，其中 4~6 期为严重肢体缺血（表 2.4）。

表 2.4　Fontaine 分期和 Rutherford 分期法

Fontaine 分期		Rutherford 分期		
期别	临床表现	级别	期别	临床表现
Ⅰ	无症状	0	0	无症状
Ⅱa	轻度间歇性跛行	Ⅰ	1	轻度间歇性跛行
Ⅱb	中-重度轻度间歇性跛行	Ⅰ	2	中度、轻度间歇性跛行
Ⅲ	静息痛	Ⅰ	3	重度、轻度间歇性跛行
Ⅳ	组织溃疡、坏疽	Ⅱ	4	静息痛
		Ⅲ	5	轻微组织缺损
		Ⅳ	6	组织溃疡、坏疽

（2）分级　根据影像学检查所见动脉狭窄或闭塞程度，可按 2007 年第 2 版泛大西洋协作组（TASC）分型标准对腹主动脉及髂动脉病变和股腘动脉病变进行分型（表 2.5），对临床治疗及预后判断具有指导意义。

表 2.5 股腘动脉病变的 TASC II 分型

分型	图例
A 型 • 单处狭窄,长度≤10 cm • 单处闭塞,长度≤5 cm	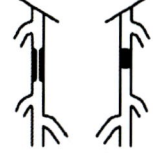
B 型 • 多处狭窄或闭塞病变,每处≤5 cm • 单处狭窄或闭塞(长度≤15 cm),未累及膝下腘动脉 • 单处或多处病变,胫动脉未受累并可用作旁路手术时的远端流出道 • 钙化严重的闭塞(≤5 cm) • 单处腘动脉狭窄	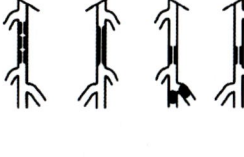
C 型 • 多处的狭窄或闭塞,总长度>15 cm,伴或不伴有严重的钙化 • 两次腔内治疗后复发,仍需要治疗的狭窄和闭塞	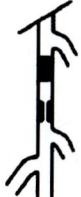
D 型 • 股总动脉和股浅动脉的慢性完全闭塞,>20 cm 且累及腘动脉 • 需要治疗的腹主动脉及双侧髂动脉的广泛病变 • 腘动脉和膝下三分支的慢性完全闭塞	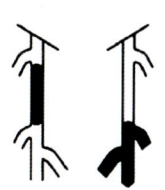

2.3.1.5 诊断

下肢 ASO 的诊断需要根据每位患者的具体情况进行综合分析。首先是危险因素的评估,如高龄、吸烟、高血脂、糖尿病以及其他部位(如冠状动脉、颈动脉和肾动脉等)是否存在动脉粥样硬化。

然后通过病史询问和体格检查,初步确立下肢 ASO 的临床诊断。综合临床症状和体征,有助于判断肢体缺血的严重程度。通过节段性动脉压测定和踝肱指数(ABI)计算,可推断下肢 ASO 的病变部位,推荐用于存在 1 项或 1 项以上 ASO 高危因素的可疑患者。将 ABI=0.90 作为 ABI 诊断阈值,此项检查对血管直径狭窄率超过 50% 的病变有很高的诊断敏感性和特异性,但要警惕假性高压造成的漏诊(假性高压通常是指动脉硬化较为严重、血管钙化明显,测量血压时袖带不能将动脉压闭所导致测得的动脉压异常增高,最常见于糖尿病患者)。此外,双侧锁骨下动脉或双上肢动脉狭窄/闭塞导致的上肢血压降低,如头臂干型大动脉炎患者,也可以导致 ABI 异常增高。因此,对于 ABI>1.4 的患者,需结合多普勒超声容积波记录和波形进行分析,少数特殊病例需要测定趾动脉压力和经皮氧分压以助诊断。ABI 运动试验适用于下肢动脉搏动可及、ABI 基本正常(0.91~1.40),但与间歇性跛行等临床症状严重程度不相称的患者。如果 ABI 运动试验结果正常,可排除严重下肢 ASO。如果运动后 ABI 显著下降,则可诊断下肢 ASO。根据节段性压力和 ABI 测定的结果,可决定患者是否需要进一步的检查措施。结合彩色多普勒血流显像和动脉收缩期峰值流速、峰值流速比值测定,可准确评估下肢动脉病变位置、狭窄程度及其对血流动力学的影响,适用于下肢动脉病变患者术前评估和术后随访。CTA 检查是术前制订血管重建方案的最重要检查。但是 CTA 需要使用较多的肾毒性造影剂,并且在血管严重钙化时评估动脉狭窄程度存在困难,既往下肢金属植入物产生的伪影也影响 CTA 的成像质量。MRA 检查可避免 CTA 使用的碘离子造影剂对肾功能异常患者残余肾功能的进一步损害,但是成像时间较长且存在夸大效应。患者体内有心脏起搏器等金属植入物或者存在幽闭恐惧症等为 MRA 检查禁忌。肾功能不全患者慎用含钆磁共振造影剂,因检查后有出现肾源性系统性纤维化的风险。DSA 可以定位和测量病变,测定病变近远端的压力梯度,以利于制订治疗方案。有创的 DSA 已在很大程度上被 CTA 和 MRA 所代替,但仍然是排除检查的"金标准"。接受传统外科手术或血管腔内介入治疗的患者应行 DSA 检查（图 2.9）。

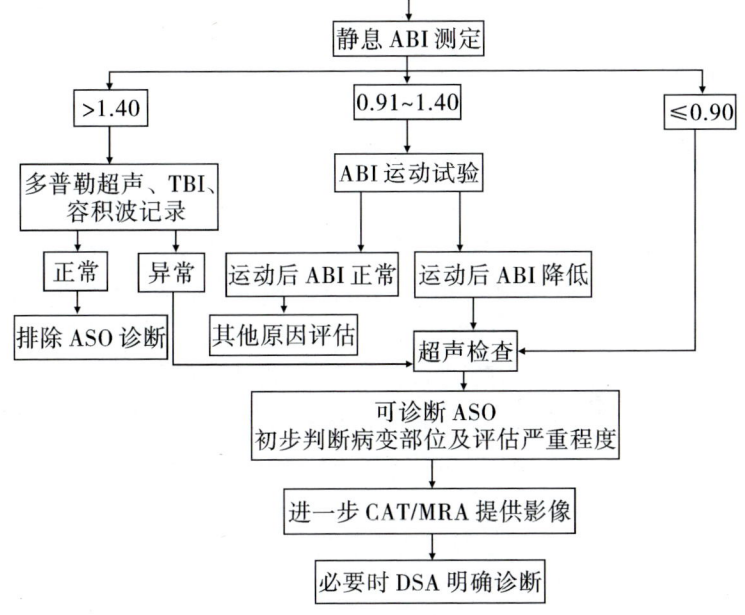

图 2.9　下肢动脉硬化闭塞症诊断流程

2.3.1.6　手术适应证

（1）腔内治疗　股腘动脉病变，特别是严重肢体缺血的股腘动脉病变最重要转变是从开放性旁路移植手术逐渐向创伤较小的腔内治疗的转变。在许多医疗中心，腔内治疗已经成为股腘动脉血管重建的首选方案，而血管旁路移植术成了后备选择。腔内治疗的最大优势是创伤小、并发症发生率低以及近期疗效好,但远期通畅率较低仍是限制其应用的主要原因,因此,更多地适用于亟须救治以保全患肢但手术风险较高或预期生存时间较短的患者。

(2) **手术治疗** 通常对于长段、复杂的股腘动脉病变,如患者预期寿命>2年,在自体静脉可用且全身状况允许的情况下,开放手术也可作为首选。对于肢体已严重坏死、顽固的缺血性静息痛、并发感染或败血症,并且因合并症和并发症导致预期生存时间较短的下肢动脉硬化闭塞症患者,应首选截肢。对于预期生存时间不足半年的患者,恰当的镇痛及其他支持性治疗或许是最好的治疗方式。

2.3.2 治疗

2.3.2.1 腔内治疗

1964年,Charles Dotter博士(1920—1985)第一次报道利用导管治疗股腘动脉闭塞所致的下肢缺血性创面,取得了良好的效果,开创了血管疾病腔内治疗的崭新时代。1974年,来自苏黎世大学的德裔科学家Andreas Grüntzig(1939—1985)发明了球囊导管,并将其用于重度股浅动脉狭窄患者的治疗,并将此过程称为"经皮腔内扩张术",为近年来血管腔内治疗的蓬勃发展奠定了基础。因为在血管腔内治疗领域的杰出贡献,Charles Dotter与Andreas Grüntzig在1978年获得了诺贝尔生理学或医学奖提名。而动脉腔内成形术也被称为20世纪转化医学最成功的案例之一。为了克服血管球囊扩张后再狭窄的问题,1985年,Palmaz发明了世界上第一款血管腔内支架,进一步提高了腔内治疗的效果,为腔内治疗提供了更多的选择。近年来,腔内治疗在股腘动脉段下肢动脉硬化闭塞症领域的应用愈发广泛,各种新技术、新方法不断涌现,提高了治疗效果。

2.3.2.2 通过病变技术

(1) **正向通过技术** 正向通过技术(antegrade crossing)指的是利用导丝从近端通过病变,包括真腔通过技术(intimal/transluminal tracking)和内膜下通过技术(subintimal tracking)。首先介绍真腔通过技术。对于狭窄病变，在路径图（roadmap）引导下利用头端较软的带有亲水涂层的导丝在真腔内通过病变段血管即可。对于闭塞病变，应首先利用头端较软的带有亲水涂层的导丝尝试穿过闭塞病变的微通道，并根据需要改用支撑导管配合头端更硬的导丝通过病变，以减少穿透动脉壁的风险。平行导丝技术（parallel wire technique）是指当导丝进入假腔时，将其留在假腔内，再引入1根导丝（通常更硬）配合同轴整体交换型（over the wire，OTW）球囊使其与假腔内的导丝平行前进，避免缠绕（图2.10）。留在假腔内的导丝可以起到标记假腔、封堵进入假腔的通路以及使血管变直的作用，便于第二根导丝经真腔通过病变。跷跷板导丝技术（see-saw wiring technique）实际上是平行导丝技术的变种。如果平行导丝技术中第二根导丝也无法返回远端真腔，则将其留置在位，撤回第一根导丝并操控使其向真腔前进。可在两根导丝同时引入球囊进行扩张，撕裂斑块寻找真腔。有时甚至会用3根或以上的导丝寻找真腔。Just-Marker技术是指操纵1根导丝使其经过侧支动脉进入远端真腔作为标记（不用其逆向通过病变），再用1根导丝正向通过病变（图2.10）。这项技术使远端真腔持续可见，可以减少造影剂的使用。

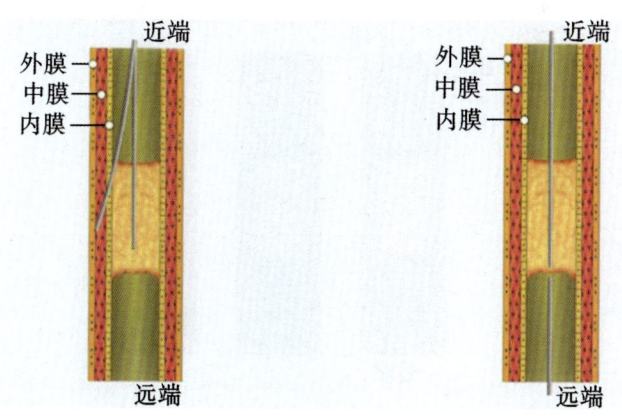

图2.10 平行导丝技术和Just-Marker技术

内膜下通过技术是指在闭塞病变中利用成袢的导丝在血管壁的解剖层次之间(内膜与中膜/中膜与外膜)创造一个钝性的空间,并且进一步推进导丝直到导丝自行返回闭塞病变远端的真腔,也称为内膜下寻径及重入真腔技术(subintimal tracking and re-entry technique,STAR)(图2.11)。在内膜下通过病变时,知道导丝头端的位置及行进方向对于操作成功十分重要,因而应间歇注入造影剂(也可在"路径图"下进行操作),以明确夹层通道的进程及通畅情况,可及时发现导丝或导管是否已穿透动脉壁并加以纠正。当导丝和导管越过闭塞段进入远端通畅的动脉管腔时,可感觉到一种阻力突然消失的"落空感",此时应"冒烟"(经导管注入造影剂)以确认导管是否位于远端通畅血管。在严重迂曲和钙化的病变中,单纯地利用1根导丝可能无法产生足够的内膜下夹层通道空间。由于这时内膜斑块的阻力大于内膜下组织的阻力,因而导丝返回真腔会十分困难。这时可考虑利用返回真腔器材(re-entry devices)来达到目的。常见的返回真腔器材分为两种,即以透视为基础的返回真腔设备(如 Outback、Enteer、Offroad)和以血管内成像为基础的返回成像设备(如 Pioneer)。

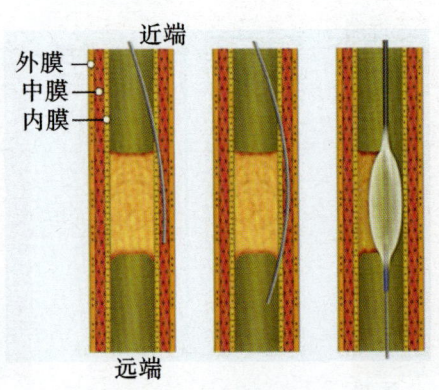

图2.11　STAR技术

(2)逆向通过技术　闭塞病变远端的血流来自于侧支循环,较近端的压力低,因而纤维帽往往较近端软,导丝可以较容易地穿过。逆向通过技术(retrograde crossing)适用于无法正向通过、长段、严重钙化或迂曲的股腘动脉病变。与正向通过病变技术类似,在成功穿过远端纤维帽后,应在真腔内利用导丝通过闭塞段病变。通过病变后可以引入球囊或其他设备进行下一步操作。如果逆向通过时导丝无法前进或返回真腔,可引入正向导丝,并利用逆向导丝作为标记向相反方向推进,直至两根导丝头端会合,而后将正向导丝顺着逆向导丝创造的空间在真腔内通过病变,该技术称为对吻导丝技术(kissing wire technique)(图2.12)。利用正向导丝引入球囊对闭塞段进行扩张,从而增大正向通道的空间或者撕裂内膜片,使逆向导丝能够通过内膜缝隙进入正向内膜下通道并返回近端真腔,这项技术称为反向控制正向和逆向亚内膜跟踪技术(reverse controlled antegrade and retrograde subintimal tracking technique,逆CART技术)(图2.13)。也可利用受控前向和逆向内膜追踪技术(controlled antegrade and retrograde subintimal tracking technique,CART技术)(图2.14),通过位于内膜下的逆向导丝引入球囊对内膜下间隙进行扩张,从而增大逆向通道的空间或

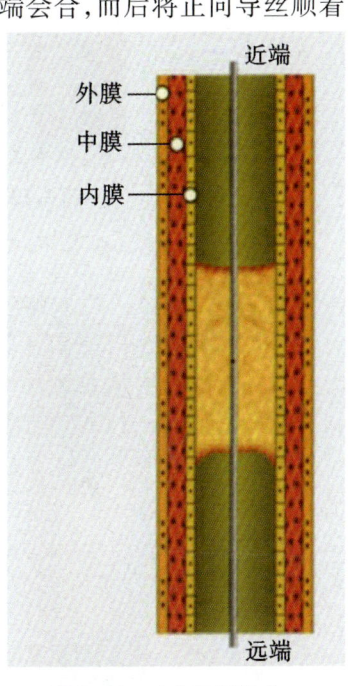

图2.12　对吻导丝技术

者撕裂内膜片,使正向的导丝能够通过内膜缝隙进入逆向的内膜下通道并返回远端真腔。在股腘动脉病变中,逆向通过病变需要首先在透视或超声引导下进行腘动脉或膝下动脉穿刺并留置通路。穿刺腘动脉或膝下动脉时常常需患者配合摆出相应的体位。

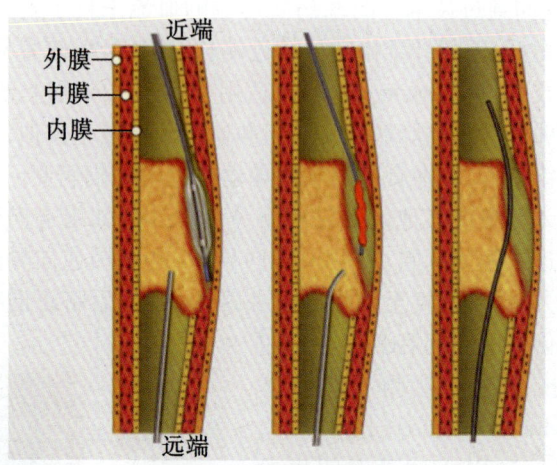

图 2.13　逆 CART 技术

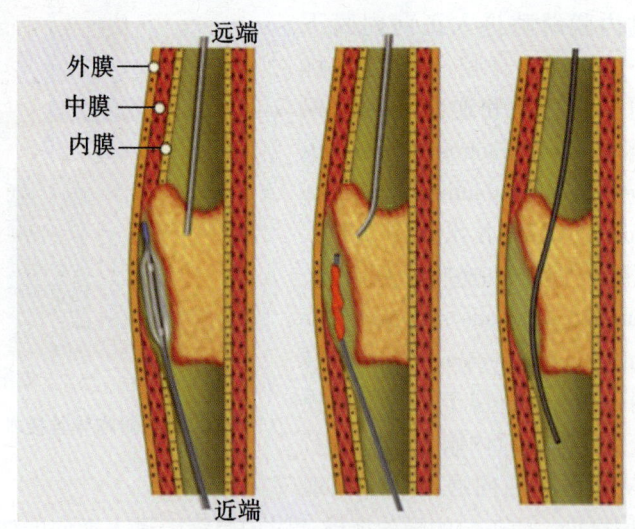

图 2.14　CART 技术

（3）经侧支通过技术　当闭塞病变近端纤维帽无法突破,而远端血管(腓动脉、膝下动脉)无法进行穿刺并且在闭塞段远端有良好的侧支循环时可考虑经侧支通过技术(transcollateral crossing)。可以利用导丝配合支撑导管通过发育良好的侧支动脉到达闭塞段血管远端,再逆向穿透闭塞段远端纤维帽,从而通过病变。经侧支通过技术不需要额外的穿刺点,也不需要患者特殊的体位。但这项技术在没有发育良好的侧支动脉,或者侧支动脉过于迂曲或成角的情况下无法应用。并且导丝和支撑导管在侧支动脉中可能导致侧支动脉的痉挛、破裂或者急性闭塞,而这些常常会导致严重的下肢缺血,甚至是截肢。因此在经侧支通过技术中需要有经验的操作者应用头端较软的带有亲水涂层的导丝进行,避免造成侧支血管的损伤。

(4)维持通畅技术

1)腔内血管成形术:工作导丝通过病变后(具体见上述导丝通过技术)经导丝引入球囊导管(over-the-wire 或者 rapid exchange)对病变进行扩张,这就是最经典的经皮腔内血管成形术(percutaneous transluminal angioplasty,PTA)。一般球囊导管的尺寸根据病变长度、目标血管的直径及术者的经验选择,通常采用从小到大逐级扩张的策略,减少夹层的产生。利用压力泵对球囊进行迅速加压扩张(一般≤1 min)直到球囊的"腰"消失,而后抽吸球囊。如果病变较长则需调整球囊的位置重新对球囊进行加压扩张,一般由病变远端向病变近端进行扩张。在对整个病变进行充分扩张后,将球囊完全抽吸后撤出,进行 PTA 后造影。如果造影显示血管腔充分扩张(残余狭窄≤30%),则视为技术成功。若造影显示血管腔未充分扩张(残余狭窄>30%或血流限制性夹层),则需再次引入球囊对病变段进行扩张。有时还需引入球囊对病变段进行延时(3~5 min)扩张,直到造影显示病变血管腔得到充分扩张。

PTA 是股腘动脉病变腔内治疗的基础,经过几十年的发展,目前已经是一项十分成熟的技术。单纯 PTA 是短段(<4 cm)股腘动脉病变的最有效治疗方法。但 PTA 不可避免地伴随着血流限制性夹层、远端栓塞和血管弹性回缩等问题。单纯 PTA 的技术成功率

为 73%~100%,伴有严重肢体缺血的狭窄病变为 69%~88%,闭塞病变为 62%~75%。12 个月的一期通畅率为 41%~86%,其中伴有严重肢体缺血的狭窄病变的通畅率为 46%~63%,闭塞病变的通畅率为 41%~51%。3 年的一期通畅率为 11%~62%,其中伴有严重肢体缺血的狭窄病变的通畅率为 30%~51%,闭塞病变的通畅率为 20%~37%。5 年的一期通畅率为 11%~62%,其中伴有严重肢体缺血的狭窄病变的通畅率为 24%~44%,闭塞病变为 13%~32%。

2)支架成形术:在 PTA 的基础上,如果出现了弹性回缩、残余狭窄>30% 或者血流限制性夹层等情况则考虑行股腘动脉支架成形术(stent angioplasty)。在解剖情况复杂的病变中也可考虑应用支架,比如存在偏心钙化斑块、长段狭窄病变或慢性完全闭塞(chronic total occlusion,CTO)病变等。尽管 PTA 联合补救支架(临时支架,provisional stenting)植入是目前的标准治疗方案,但近期的研究显示,股腘动脉病变的一期支架植入可以减少血管再狭窄,从而减少再次治疗的风险。但是目前来讲,股腘动脉病变是否应进行一期支架植入仍存在争议。

由于压力及变形等问题,球扩式金属支架(balloon-expandable metal stents)已不再用于股腘动脉病变。目前股腘动脉病变常用的支架为镍钛合金自膨式支架。自膨式支架有易伸缩及温度记忆特性,能够抵抗股腘动脉内长期的扭曲、弯曲、伸长、收缩、压迫等力量。选择比参考血管直径稍大(相差不超过 1 mm)的支架。若采用一期支架植入,则支架长度应完全覆盖目标病变。若采用球囊扩张配合补救支架植入(bailout stent)策略,则可以选择点状支架,覆盖残余狭窄病变或者夹层病变处即可。镍钛合金支架的重叠会增加支架断裂及支架内再狭窄风险,因而重叠范围应尽可能小。在严重的偏心钙化或环形钙化情况下,镍钛合金支架可能无法充分展开,此时建议用高压球囊对病变段进行充分的预扩张甚至是后扩张,以获得良好的支架形态及管腔面积。

支架植入是单纯 PTA 的有效补充,在股腘动脉病变内也有广泛的应用。股腘动脉病变支架植入的技术成功率为 90%~100%,

伴有严重肢体缺血的狭窄病变为94%～100%,闭塞病变为94%～100%。12个月的一期通畅率为59%～81%,其中伴有严重肢体缺血的狭窄病变的通畅率为68%～80%,闭塞病变的通畅率为68%～75%。3年的一期通畅率为27～77%,其中伴有严重肢体缺血的狭窄病变的通畅率为58%～71%,闭塞病变的通畅率为58%～68%。在病变长度为5～18 cm的股腘动脉病变中,在对一期镍钛合金支架植入与PTA比较的随机对照试验的荟萃分析中,支架植入的技术成功率为95.8%,高于PTA组的64.2%($P<0.001$)。12个月的再狭窄率低于PTA组($\chi^2=3.020, P<0.001$)。支架植入组的12个月的靶病变的血管再通率也更低,但差异无统计学意义($P=0.065$)。目前也无明确证据证实一期支架植入能够带来更好的临床结局。因而,是否将一期支架植入作为股腘动脉病变的一线治疗方案仍存在争议。

3）内膜下血管成形术:内膜下血管成形术(subintimal angioplasty,SIA)是治疗股腘动脉闭塞性病变的常用治疗方法,是在内膜下通过技术(STAR技术)基础上在血管内膜下腔创造夹层通道重建下肢血供。1989年,Bolia等首次报道应用内膜下血管成形术治疗股腘动脉闭塞,此后这一技术被广泛采用,取得了令人鼓舞的成果,在部分医学中心SIA已成为长段动脉闭塞首选治疗方法。在内膜下血管成形术中常常需要植入支架,特别是在进入夹层和由夹层返回真腔的位置。在内膜下血管成形术中,点状支架比长段支架有更好的远期通畅率。

内膜下腔内成形术的基础在于有意创造夹层进入内膜下腔,通过闭塞段病变,而后在远端健康血管返回真腔并用球囊对整个夹层段进行扩张。一般情况下选择患肢的同侧入路进行股总动脉顺行穿刺或者对侧行股总动脉逆行穿刺,穿刺后置入血管鞘,同侧穿刺一般引入4～7 F长鞘,对侧穿刺一般引入6～8 F翻山鞘。在管鞘内引入一根4 F或5 F的头端有角度的导管到达闭塞病变近端的残桩(stump)处,往往一个很小(≤5 mm)的桩就可以用来人为产生夹层。经导管注入造影剂评估病变的情况,包括是否为闭塞病变,病变长度，是否位于开口处，钙化是否严重，侧支循环情况，流出道情况，等等。之后经导管注入肝素生理盐水，或经静脉持续滴入肝素生理盐水（肝素量 3 000 ~ 5 000 U），使患者全身血液肝素化。也可以经导管注入一些血管扩张药物，帮助扩张远端血管，预防痉挛。将导管弯曲的头端置于闭塞病变水平，引入带有亲水涂层的导丝头端塑弯并使其进入病变。导丝头端应朝向血管壁并远离可能存在的重要侧支血管。导丝在支撑导管配合下头端刺破闭塞病变与血管壁结合处的血管内膜进入内膜下腔（可"冒烟"确认）。导丝进入内膜下腔后，头端的阻力往往很小，活动度大，阻力较大往往见于曾经做过血管成形或者是重度钙化的血管。导丝头端在内膜下腔呈 3 ~ 5 cm 的"U"形袢并在支撑导管配合下沿闭塞病变向远端推进。当导丝无法继续推进时，可推进导管来增加支撑力直到导丝头端到达闭塞病变远端。此时建议将袢长度调整至 2 ~ 3 cm，进一步推进导丝可使导丝头端返回真腔。轻轻地旋拧导丝可帮助导丝返回真腔。在导丝和导管推进过程中，应间歇性地"冒烟"（经导管注入造影剂），以明确夹层通道的进程和情况，从而及时发现导丝是否穿透动脉壁外并加以纠正。当导丝和导管越过闭塞段进入远端通畅的动脉管腔时，可感觉到一种阻力突然消失的"落空感"，此时应"冒烟"以确认导管是否位于远端通畅血管。健康的远端血管有助于导丝返回真腔，而有病变的远端血管常常会导致夹层超过闭塞病变段才能返回真腔。通常夹层通道超过闭塞病变段不会有大的影响，除非重要的侧支血管受到损伤。因此建议在内膜下成形术中尽量不要损伤远端重要侧支动脉。严重迂曲和钙化的病变中，内膜斑块的阻力大于内膜下组织的阻力，因而导丝返回真腔会十分困难。这时可考虑利用返回真腔器材（re-entry devices）来达到目的。常见的返回真腔器材分为两种，即以透视为基础的返回真腔设备（如 Outback、Enteer、Offroad）和以血管内成像为基础的返回成像设备（如 Pioneer）。在导丝及导管进入远端动脉通畅的管腔后，交换成加硬导丝，并经导丝引入合适的球囊导管（常常是 5 ~ 6 mm）由远及近进行扩张，扩张时间 5 ~ 10 s，扩张压力 10 000 ~ 12 000 kPa

（1 atm=100 kPa）。而后进行造影，造影显示血管腔未充分扩张（残余狭窄＞30%或血流限制性夹层），则需再次引入球囊对病变段进行扩张（更大压力）。有时还需引入球囊对病变段进行延时扩张（3～5 min），直到造影显示病变血管腔得到充分扩张。在球囊扩张后仍有严重残余狭窄或者血流限制性夹层的，可考虑进行支架植入。

经历了20余年的发展，内膜下血管成形术已经被证实是一种安全可行的治疗方法，在全世界各个中心有了广泛的应用。内膜下腔内成形术与常规的腔内血管手术相比，理论上具有以下优势：①血管内膜与中膜间新形成的腔没有动脉硬化，更易维持通畅；②因为导丝在新形成的腔里有更大的活动度，因而内膜下血管成形术可以用于治疗长段闭塞性病变而不易产生并发症；③因为没有斑块破裂的发生，远端栓塞风险小；④无法返回真腔或者通过导丝不会导致肢体缺血症状加重，因为处理的血管本身就是病变段血管。内膜下血管成形术的技术成功率在80%～90%，一期通畅率（辅助一期通畅率）在不同研究中结果差异较大（22%～87%），有经验的中心1年的一期通畅率可达85%，5年的辅助一期通畅率可达64%，绝大多数的临床研究的1年保肢率都在80%以上。

2.3.2.3　新技术

腔内血管成形术是股腘动脉闭塞性病变腔内治疗的经典技术。由于血管弹性回缩和夹层，在长段闭塞性病变及严重钙化病变的治疗中，尽管PTA的技术成功率很高，但远期通畅率不佳，并且补救支架的比例也高达40%～50%。新一代的镍钛合金自膨式支架也已经广泛应用于股腘动脉病变，并且有很高的技术成功率。但6～24个月的再狭窄率也达10%～40%，并且在活动度大的位置还可能出现支架断裂。严重的钙化斑块也会使支架无法充分扩张，导致残余狭窄。因而在PTA和支架以外，致力于腔内血管重建的医生也在寻找其他有效的方法，经导管斑块切除术（transcatheter atherectomy）或减容技术（debulking technology）是一个广泛应用的方法。减容技术是指通过定向斑块切除、旋转斑块清除或激光斑块消融等方式将病变段血管内的斑块移出血管,从而获得原有的管腔。这样可以较低的球囊压力获得较规则的血管管腔,减少血管壁压力损伤并提高管腔获得,从而减小血管弹性回缩和夹层形成风险。同时,减容技术也能破坏血管内的钙化屏障,在应用载药球囊时提高药物的转运效率。但是,到目前为止,与传统的 PTA 和支架成形术相比,单独应用减容技术在血管通畅率和保肢率上并无优势。但减容技术与载药球囊配合的综合疗法在股腘动脉病变特别是复杂股腘动脉闭塞性病变中取得了良好的短期结果,远期结果也值得期待。目前市面上的减容技术(设备)包括定向斑块切除术(directional atherectomy)、旋转斑块切除术(rotational atherectomy,也称斑块旋切术)、轨道斑块切除术(orbital atherectomy)、准分子激光斑块销蚀术(excimer laser atherectomy)、载药球囊/药物洗脱球囊/药物涂层球囊、减容技术联合载药球囊和载药支架/药物洗脱支架等。

(1)定向斑块切除术　定向斑块切除术中,通过旋转导管可以使切割设备(刀片)朝向目标斑块,而后控制刀片直接接触目标斑块并清除。能够控制切除斑块的方向在治疗偏心斑块时是一大优势。导管反复通过病变时才能切除一定量的斑块。切除的斑块收集在锥形头端内,在导管通过病变数次后需回收导管清空锥形头端内的斑块,以便进行下一步的减容操作。SilverHawk™、TurboHawk™和最新的 HawkOne™定向斑块切除系统已经获得美国食品及药物管理局批准用于外周动脉领域(图 2.15)。SilverHawk™是一种侧切割的器材。导管由一根软杆组成,按设计可沿直径为 355.6 μm(0.014 in)的导丝推进。导管的远端是一个很小的切割组件,由一个装在管套内的旋转式内置刀片组成。导管的近端有一个连接器和定位把手,按设计把手可放入一次性电池驱动的小型切刀驱动器(单独提供)内,由该驱动器为本设备提供动力。当导管与切刀驱动器连接后,退回定位把手的同时启动马达,使切刀套远端偏转,并使设备抵靠在目标病变部位。与此同时,这一动作会使旋转式内置刀片伸出,使设备做好治疗病变的准备。当刀片旋转时,缓慢推进导管,使之穿过病变部位,将动脉中的阻塞性物质"刮"出来。切除的组织被捕获后储存在设备的导管头内。如需结束切除操作程序,推进定位把手,使内置刀片退入管套内,切刀恢复其"无偏转"位置,并自动关闭马达。可以按需要多次重复切除操作程序,以便获得所需的斑块切除效果。TurboHawk™ 与 SilverHawk™ 相似,但刀片升级为四棱刀,能够在每次切削过程中清除更多斑块且切除效果更强。HawkOne™ 是该系列最新的定向斑块切除系统(国内尚未上市),是针对钙化斑块设计。HawkOne™ 基于 7 Fr 平台,增加了 25% 的通过性,配备有预置的远端冲洗工具,能够简化清洁过程,从而减少操作时间(缩短 55% 时间)。对于钙化病变,HawkOne™ 的切除效率可达 TurboHawk™ 的 2 倍。尽管这些定向斑块切除装置没有抽吸系统,但绝大多数切割下的斑块储存在导管锥形头端内。当锥形头端充满斑块后,应将导管取出并移除导管锥形头端内的组织。尽管如此,远端栓塞仍值得注意,不建议在没有栓子保护装置保护的情况下进行斑块切除。这 3 种定向斑块切除装置均可用于直径 1.5~7.0 mm 的动脉。

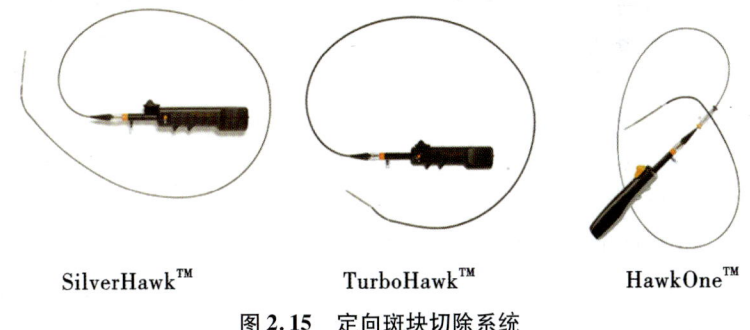

SilverHawk™　　　　　TurboHawk™　　　　　HawkOne™

图 2.15　定向斑块切除系统

SilverHawk 上市较早,临床研究的证据最多。2011 年,Shammas 等发布了 PTA 与 SilverHawk 定向斑块切除术联合 PTA 的随机对照临床试验结果。试验共纳入 58 名患者,其中间歇性跛行患者 46 名,严重肢体缺血患者 12 名。79%(46/58)的患者包含股腘动脉病变。两组的病变长度、狭窄严重程度、闭塞病变数以及钙化情况没有明显差别。主要研究终点为靶病变血运重建(target lesion revascularization, TLR),次要终点包括技术成功率、补救支架率以及靶血管血运重建(target vessel revascularization, TVR)。PTA组的技术成功率为100.0%,斑块切除术组的技术成功率为97.2%。随访过程中,TLR(11.1%比16.7%)和TVR(11.1%比21.4%)在斑块切除组和PTA组比较没有明显差别,但结果偏向于定向斑块切除组。定向斑块切除术组的补救支架率明显较PTA组低(27.6%比62.1%; $P=0.017$)。另一方面,斑块切除术组的远端栓塞发生率也明显高于PTA组(64.7%比0.0%; $P<0.001$)。

第一个大的探索外周动脉腔内斑块切除术作用的多中心注册研究为TALON研究。该研究共纳入601例患者,748条肢体,1258处病变,并利用Silverhawk进行定向斑块切除术。其中,膝上病变共941处(74.8%),股腘动脉病变共879处(69.9%)。膝上病变的平均病变长度为62.5 mm±68.5 mm。技术成功率为97.6%。73.3%的病变只进行了斑块切除术,未行辅助治疗。只有6.3%的病变需补救支架。6个月和12个月的免于TLR率分别为90%和80%。多因素分析中,6个月TLR的危险因素包括心肌梗死或冠状动脉血运重建、多处病变、卢瑟福分级高等。病变长度>50 mm时TLR风险升高至2.9倍,病变长度>100 mm时TLR风险高达3.3倍。

Definitive研究为目前为止最大的探索Silverhawk定向斑块切除术效果的前瞻性、多中心、真实世界注册研究,共纳入多个国家的47个中心的共800名患者。主要终点为间歇性跛行患者的超声评价的1年一期通畅率,严重肢体缺血患者的免于非计划性大截肢率。间歇性跛行组的1年的一期通畅率为78%,糖尿病组和非糖尿病组无明显差别。严重肢体缺血组免于非计划性大截肢率为95%。手术相关的不良反应包括栓塞(3.8%)、血管破裂(5.3%)和血管闭塞(2.0%),补救支架率为3.2%,明显比Shammas报道的低。该研究中,近40%的病变是钙化病变,21%的病变为闭塞病变。

Zeller等报道了SilverHawk定向斑块切除术治疗股腘动脉闭塞

性病变的单中心注册研究的长期结果。该研究共纳入卢瑟福分级为 5 级的患者 84 名（肢体 100 条）。只进行斑块切除术的技术成功率为 86%，以低压力球囊腔内成形术（59%）或支架（6%）辅助后技术成功率达 100%。12 个月的一期通畅率，原位病变（de novo lesions）组为 84%，原位血管再狭窄（native vessel restenosis）组为 54%，支架内再狭窄（in-stent restenosis，ISR）组为 54%（$P=0.002$）。18 个月的一期通畅率，3 组分别为 73%、42% 和 49%（$P=0.008$）。共有 5 例（3.8%）远端栓塞事件发生。

Pantheris 定向斑块切除装置是一种光学相干断层成像（optical coherence tomography，OCT）引导的新的血管斑块切除系统［Pantheris OCT 图像引导斑块切除装置（Pantheris OCT image guided atherectomy device）］（图 2.16）。该装置配备有 OCT 系统，能够增强定向斑块切除的安全性和有效性，能够在定向切除目标偏心斑块的同时减少非病变血管的损伤。与 Hawk 系统相似，Pantheris 定向斑块切除装置的刀片也位于侧面并配有锥形头端，同样没有抽吸能力，但配有并行球囊可用来调节 OCT 引导的斑块切除的深度。由于有 OCT 的引导，在斑块切除过程中可以直视到动脉管腔，而不必用造影剂，因而可以减少操作过程中的电离辐射。该装置基于 7 Fr 或 8 Fr 平台，可治疗直径 3~7 mm 的动脉。

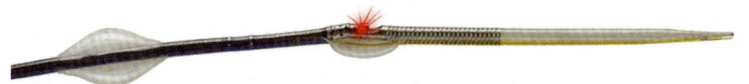

图 2.16　Pantheris OCT 图像引导斑块切除装置

（2）斑块旋切术　在斑块旋切术（或称旋转斑块切除术）中，特殊设计的导管头端通过快速旋转使斑块脱离。因此管腔获得通常与头端的尺寸有关，要获得更大的管腔则需要使用直径更大的导管头端。Pathway Jetstream PV 斑块切除系统是配有残渣抽吸系统的斑块旋切装置，既可用于急性血栓性病变，也可用于慢性病变。Jetstream 是基础 7 Fr 平台的 OTW 系统。该系统有两种类型的导管:SC 导管较小,头端配有单组刀片;XC 导管较大,在头端刀片近端还配有第二组更大的刀片,用来增强斑块切除的减容效果,获得更大的管腔直径。Jetstream 的抽吸端口在大刀片组的近端,冲洗端口在抽吸端口近端,在使用时可以实时冲洗。Jetstream 的控制台可以控制斑块切除、主动抽吸、冲洗以及监测抽吸出的血量。虽然带有主动抽吸功能,但在操作过程中仍有发生远端栓塞的可能,因此也建议配合使用栓子保护装置。

  Pathway PVD 研究是一个大型多中心前瞻性注册研究,其目的是探索斑块旋切术在股腘动脉及膝下动脉的疗效。该研究共纳入 172 例患者的 210 处病变,其中股腘动脉病变 192 处(92%)。股腘动脉长度≤10 cm。斑块旋切术的技术成功率为 99%,30 d 的重大不良事件发生率为 1%(2 例非预期截肢)。6 个月和 12 个月的临床驱使的靶病变再血管重建率为 15% 和 26%。超声评价的 1 年再狭窄率为 38.2%。术前的踝肱指数(ABI)为 0.59 ± 0.21,12 个月时 ABI 改善为 0.82 ± 0.27($P<0.05$)。

  Mehta 等发表了 Jetstream 斑块切除联合 PTA 和暂行支架植入术与单纯 PTA 治疗股总动脉疾病的回顾性研究结果。研究共纳入 167 名患者,平均随访时间为 42.5 个月。重大不良事件(包括重大出血、假性动脉瘤、血栓和远端栓塞)发生率为 3.0%。单纯 PTA 组的通畅率显著低于 Jetstream 斑块切除联合 PTA 组。

  Rotarex® S 动脉旋吸导管是一个可用于慢性病变斑块血栓切除的旋切装置(图 2.17)。Rotarex® S 动脉旋吸导管配有主动抽吸功能,可将残渣抽吸到外置的收集袋内。当外置的驱动装置旋转时,导管内部的金属螺旋装置以 40 000~60 000 r/min 的转速旋转,产生负压将血液中的残渣吸引至导管内到达体外。该系统适用于 6~10 Fr 的鞘管,可用于治疗直径 3~8 mm 的血管。

  2011 年发表的一个单中心研究探索 Rotarex 治疗慢性动脉闭塞性病变的安全性及有效性。研究共纳入 40 名患者,其中股腘动脉病变 36 例。平均病变长度为 12.3 cm。技术成功率为 100%,27 例(67.5%)患者需球囊扩张辅助,7 例(17.5%)患者需支架植入。12

个月的随访中,再狭窄率为22.5%。有两例发生并发症,均为血管夹层,没有远端栓塞事件发生。研究者认为 Rotarex 用于髂动脉及股腘动脉慢性闭塞性病变安全有效,并可以降低支架植入率。

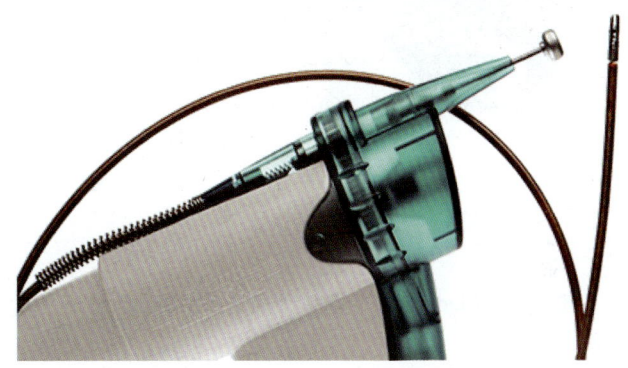

图2.17　Rotarex® S动脉旋吸导管装置

(3) 轨道斑块切除术　轨道斑块切除术是一种机制为高速旋转的轴上配绕轨道旋转的有减容作用的头端的新的腔内斑块切除设备。通过头端的绕轨道旋转清除斑块,并且随着头端的转速加快,减容范围增加。这是轨道斑块切除术与斑块旋切术最大的区别,斑块旋切术所获得的管腔与头端尺寸有关,而不会受转速调节。目前下肢动脉只有一款轨道斑块切除设备,即 Diamondback 360°外周轨道斑块切除系统(Diamondback 360° peripheral orbital atherectomy system)(图2.18)。该系统有一沿轨道运行偏心头端,该头端由金刚石覆盖,并安装在轴的末端,由泵控制。Diamondback 360°外周轨道斑块切除系统适配355.6 μm(0.014 in)OTW 导丝并且是唯一适配4 Fr 鞘的斑块切除装置。

2014 年,Compliance 360°试验报道了轨道斑块切除术联合 PTA 与单用 PTA 的短期与中期结果。该研究共纳入50 位患者,65 个钙化的股腘动脉病变。研究的主要目标为6 个月的免于靶病变血管重建率[freedom from target lesion revascularizition(TLR)]和超声定义的再狭窄率。斑块切除术组的补救支架率为5.3%,PTA 组的补

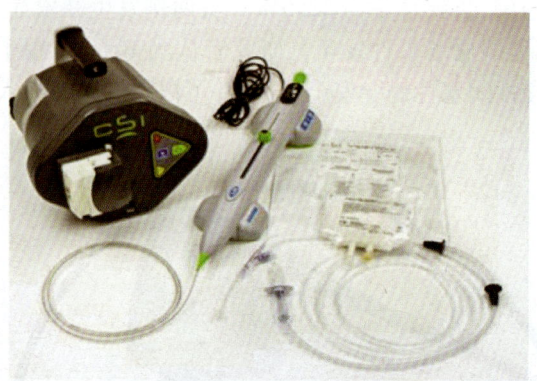

图2.18 Diamondback 360°外周轨道斑块切除系统

救支架率为77.8%（$P<0.001$）。斑块切除术组和PTA组,6个月的免于靶病变血管重建率（包括辅助支架）分别为77.1%∶11.5%（$P<0.001$）,1年的（不包括辅助支架）为81.2%∶78.3%（$P>0.05$）。尽管斑块切除术组有更少的支架植入率,但与PTA相比在临床结果上并无明显优势。

（4）准分子激光斑块销蚀术　准分子激光斑块销蚀术应用准分子激光消融周围动脉疾病中的动脉粥样硬化组织。准分子激光斑块切除导管（Turbo-Elite、Turbo-Power 和 Turbo-Tandem）用紫外射线移除动脉管腔内的斑块组织,每个脉冲移除斑块厚度为 10 μm。脉冲式的高能量能够在不损伤周围血管组织的情况下击碎斑块,可用于原发病变和支架内再狭窄（ISR）病变。Turbo-Tandem 不能用于闭塞或亚闭塞病变,Turbo-Elite 可不用导丝引导而通过闭塞病变。导管的直径为 0.9～2.5 mm,适配 4～8 F 鞘组。激光斑块切除导管需要一个外部的发生器（CVX-300 准分子激光消融系统）供能,并且在导管与血管直径比为 2∶3 时效果最佳。操作时导管前进的速度应十分缓慢,应在 0.5～1.0 mm/s,在这个速度下斑块能够被最有效地清除。在有造影剂时不应使用激光,因为造影剂会增加能量吸收,导致血管夹层或破裂。同样血液也会吸收能量,因此在进行激光斑块切除时应用生理盐水冲洗,去除目标血管内的血液和造影剂。

Dippel 等进行了一项随机对照临床试验,研究准分子激光在股腘动脉 ISR 病变中的作用。共 250 例间歇性跛行(IC)和严重肢体缺血(CLI)患者被随机分为两组,一组接受准分子激光斑块切除联合 PTA,另一组只接受 PTA,入组人数比例为 2∶1。主要的有效性终点为 6 个月 TLR,主要的安全性终点为 30 d 的重大不良事件(死亡、截肢和 TLR)。两组的平均病变长度均约为 19 cm,闭塞病变比例>30%,准分子激光组的血管钙化比例为 27.1%,明显高于 PTA 组(9.1%)($P=0.002$)。与单纯 PTA 组相比,准分子激光组有更高的技术成功率(93.5% 比 82.7%;$P=0.01$)、免于 TLR 率(73.5%∶51.8%;$P<0.05$),更低的手术相关并发症及 30 d 重大不良事件发生率(5.8% 比 20.5%;$P<0.001$)。准分子激光配合 PTA 可以使 TLR 率下降 52%。Dippel 等认为,对于股腘动脉 ISR 病变,与传统 PTA 相比,准分子激光斑块销蚀术联合 PTA 能够提高短期与中期的有效性和安全性结果。

LACI 多中心试验的目标探索严重肢体缺血患者在激光斑块销蚀术辅助 PTA 的保肢情况,共纳入共 14 个中心的 145 位患者(155 条肢体)。其中共有股腘动脉病变 153 处,TASC C 和 D 级病变占 88%。100 例(69%)患者有组织缺失(包括缺血性溃疡和坏疽)。技术成功率为 86%。6 个月的患者保肢率为 92%,肢体保肢率为 93%。证明在严重肢体缺血患者中激光斑块销蚀配合 PTA 有较高的技术成功率和保肢率。另一项研究中,共有 411 例股浅动脉长段闭塞病变接受激光辅助的血管成形术(平均病变长度 19.4 cm)。技术成功率为 90.5%。并发症包括急性再发闭塞(1%)、血管破裂(2.2%)和远端栓塞(3.9%)。1 年的一期通畅率为 33.6%,辅助一期通畅率和二期通畅率分别为 65.1% 和 75.9%。Cello 研究也是一项多中心的临床试验,目的是研究 TURBO-Booster 导管在股腘动脉激光斑块销蚀的安全性和有效性。激光销蚀可将狭窄程度由基础的 77%±15% 减少为 34.7%±17.8%,配合球囊扩张(64.6%)和支架植入(23.3%)时可进一步减少至 21.0%±14.5%。6 个月和

12个月的通畅率分别为59%和54%。一年的免于TLR率为76.9%,并且在随访过程中患者的临床症状得到明显改善。

(5)载药球囊/药物洗脱球囊/药物涂层球囊 载药球囊/药物洗脱球囊/药物涂层球囊(drug coated/eluting balloon)是指含有抗细胞增殖药物(紫杉醇)和载体涂层的半顺应性或非顺应性球囊。紫杉醇是一种细胞毒性药物,具有高度的稳定性,可在没有支架植入的情况下保持长期的阻止细胞分裂和促进细胞凋亡的作用。但紫杉醇本身具有脂溶性,在血液中的释放速度很慢,无法达到抑制新生内膜增生的浓度,因而需要亲水的药物载体将药物转运至血管壁。当球囊膨胀展开时,药物涂层充分暴露并与血管壁接触,紫杉醇的亲脂输水特性和药物载体赋予的水溶性使紫杉醇能够迅速地扩散至血管壁组织内。需要注意的是,尽管目前各品牌载药球囊的基本结构相似,但药物载体和药物浓度是各不相同的。In. PACT Admiral 载药球囊的紫杉醇浓度为 $3.5~\mu g/mm^2$,药物载体为尿素。Stellarex载药球囊和Lutonix载药球囊的紫杉醇浓度均为 $2.0~\mu g/mm^2$,药物载体分别为聚乙二醇和聚山梨醇酯。作为目前唯一在国内上市的载药球囊,Acotec载药球囊的紫杉醇浓度为 $3.0~\mu g/mm^2$,药物载体为硬脂酸镁。与支架相比,载药球囊不在血管内留异物,减少对血管壁的刺激,也不会产生支架断裂的问题。

股腘动脉病变的处理流程:开通病变,血管准备,载药球囊扩张,必要时行后扩张和补救性支架。应用载药球囊前应先进行充分的血管准备,特别是对于复杂的长段病变。血管准备的目的是通过优化管腔获得,降低血管夹层风险,提高药物的转运效率,最终增强抵抗再狭窄的效果。血管准备的目标是达到最佳的血管成形效果,即残余狭窄<30%,并且不伴有血流限制性夹层。一项日本的注册研究表明:42%的PTA都伴有C级或以上的夹层,而这种夹层与补救支架率和TLR的增加,以及一期通常率的减低都有关。血管准备时建议逐级进行预扩张,从3 mm球囊开始,每次递增1 mm,最后一次预扩球囊直径与靶血管直径比例应为1∶1(以往为0.9∶1.0)。预扩过程中缓慢增压,以最小的压力使球囊充分扩张,预扩

时间为 1~2 min,以保证血管良好的形态,如预扩不理想,可增加扩张时间。慢性闭塞病变和钙化斑块常给血管准备造成困难,除了会造成残余狭窄和夹层风险增加之外,钙化斑块还会影响紫杉醇的扩散及向血管壁的转运。此时可以使用高压球囊/切割球囊/刻痕球囊/减容设备来增加管腔获得并降低夹层风险,以优化血管准备。因此对于严重钙化病变或 ISR 病变的处理流程为:首先开通病变,而后用高压球囊/切割球囊/刻痕球囊/减容设备+预扩张进行血管准备,再用载药球囊进行扩张,必要时进行后扩张和补救性支架。载药球囊的直径与靶病变直径比例应为 1∶1。建议根据病变长度选择合适长度的载药球囊,选用原则:保证覆盖整个病变,两端超越病变各 1 cm。如使用多个载药球囊,相邻球囊应重叠 1 cm。同一段血管不可以使用超过 1 支的载药球囊进行扩张。如果需要后扩张,则应选择常规的球囊导管进行后扩。由于药物在首次扩张中几乎完全被释放,所以需要使用第二个新的球囊导管,但要避免过度重叠。精确测量病变长度非常重要,建议使用铅尺。扩张时间一般建议 2~3 min。载药球囊的药物需要一定的时间从球囊表面转运到血管壁。扩张时间为 3 min 时,Lutonix 载药球囊扩张后的血管壁紫杉醇浓度比扩张时间为 30 s 时高。Acotec 载药球囊大部分的药物在球囊扩张的前 30 s 内被释放,为了实现最佳的药物释放可以将扩张时间控制在 30 s 至 1 min。延时扩张的目的在于更好地血管塑形,减少后扩张及补救性支架植入。当有严重残余狭窄或血流限制性夹层时,可进行后扩张。后扩张应选用与靶血管直径相同的普通球囊或高压球囊,后扩范围不得超出载药球囊扩张范围,时间为 3~5 min。后扩张完成后仍有严重残余狭窄或血流限制性夹层的应进行补救性支架。应尽量选择短支架,覆盖狭窄或夹层病变即可。

目前世界上至少有 10 种已经上市或即将上市的载药球囊,其临床研究的结果大多基于单纯 PTA。Acotec 载药球囊与普通球囊的随机对照研究纳入共 200 例中国周围动脉疾病患者。平均病变长度为 150 mm,25% 为 ISR 病变,55% 为闭塞病变。6 个月的 Acotec 载药球囊组的平均晚期管腔丢失(late lumen loss,LLL)为

0.05 mm±0.73 mm,显著低于对照组的 1.15 mm±0.89 mm($P<0.001$)。Acotec 载药球囊组 12 个月的再狭窄率为 22.5%,显著低于普通球囊组的 70.8%($P<0.001$)。1 年的 TLR 率 Acotec 载药球囊组也较普通球囊组更优(7.2% 比 39.6%,$P<0.001$)。在临床症状改善上,Acotec 载药球囊也有显著优势。

在 Lutonix 载药球囊的全球注册研究中,共纳入 10 个国家 38 家中心的 691 例患者。平均病变长度为 101.2 mm±84.2 mm,闭塞病变比例为 31.2%。12 个月的免于 TLR 率为 93.4%(605/648),12 个月的一期通畅率为 83.1%。平均球囊扩张时间为 108.1 s±39.5 s,平均扩张压力为 970 kPa±221 kPa,平均残余狭窄为 14.6%±18.7%。在 ILLUMENATE 全球研究当中,371 例患者的 417 处病变纳入研究,平均病变长度为 7.5 cm±5.3 cm,40.8% 为严重钙化病变,31.3% 为完全闭塞病变。1 年的一期通畅率为 81.4%,免于临床驱使的 TLR 率为 94.8%。在 1 年的随访中,90.3% 的患者都有症状改善。

对于 ISR 病变,载药球囊也有较好的效果。在 131 例患者的 149 个股腘动脉 ISR 病变(平均长度 17.17 cm±10.47 cm)中,应用 IN.PACT Admiral 载药球囊的 12 个月一期通畅率为 88.7%。12 个月的临床驱使 TLR 率为 7.3%。无患者死亡、目标肢体截肢等不良事件发生。在一组平均病变长度为 25.1 cm±7.1 cm、49.5% 为闭塞病变的患者($n=105$)中,应用 IN.PACT Admiral 载药球囊的 24 个月一期通畅率为 70.4%,临床驱使的 TLR 率为 15.3%。在临床症状上,51% 在随访过程中无间歇性跛行。说明载药球囊在长段病变中也有不错的效果。

(6)减容技术联合载药球囊　减容技术联合载药球囊在复杂股腘动脉病变的治疗中的结果令人期待。意大利的一项小型注册研究中,共纳入 30 人,均是严重钙化病变。平均病变长度为 115 mm±35 mm,均采用 Turbohawk 定向斑块切除技术联合 In.PACT ADMIRAL 载药球囊治疗。1 年的一期通畅率为 90%,无操作相关并发症发生,补救支架率为 6.5%。Definitive 研究完成并公布了研究结果。这是一项多中心随机对照试验,比较 Turbohawk 或 Silverhawk 斑块切除系统联合载药球囊与单独用载药球囊在 7～15 cm 股腘动脉病变中的疗效。两组患者比例为 1∶1,最终 DAART 组(减容+载药球囊)的血流限制性夹层发生率明显低于载药球囊组(2% 比 19%,$P=0.01$),并且补救支架率仅为 4.1%。超声评价的一年通畅率 DAART 组为 93.4%,高于载药球囊组的 89.6%($P>0.05$)。造影评价的通畅率为 82.4%,高于载药球囊组的 71.8%。DEFINITIVE AR 的研究者认为减容技术联合载药球囊与单纯用载药球囊相比,在股腘动脉病变中有取得更好疗效的趋势。

(7)载药支架/药物洗脱支架　载药支架/药物洗脱支架(drug eluting stents,DES)在冠状动脉粥样硬化性心脏病中有着广泛的应用,已经成为目前经皮冠状动脉成形术的应用的主流产品。但在周围动脉疾病中,载药支架的应用没有如此广泛。由于股腘动脉复杂的运动形式与受力情况,载药支架有潜在的变形和断裂风险。目前上市的载药支架为 Zilver PTX 支架。一期载药支架植入组的一期通畅率为 83.1%,明显高于 PTA 组(32.8%,$P<0.001$)。一期支架植入组的无事件生存率也高于 PTA 组(90.4% 比 82.6%,$P=0.004$)。支架断裂率为 0.9%。而在 5 年的随访中,一期支架植入组的临床获益率、通畅率、免于 TLR 率均高于传统 PTA+补救支架组($P<0.01$)。近期新推出的载药支架 ELUVIA™,其在平均长度为 7.1 cm,严重钙化比例为 65%,闭塞病变比例为 46% 的股腘动脉病变中,2 年的一期通畅率 83.5%,3 年的免于 TLR 率为 85.3%,并且没有支架断裂和靶肢体大截肢事件发生。

2.3.2.4　外科治疗

动脉旁路移植手术是治疗下肢动脉硬化性闭塞症的传统方法,采用匹配口径的人工血管或自体大隐静脉作为移植物,于闭塞动脉段远近端行旁路移植术。常用的有股动脉-腘动脉旁路移植术、股动脉-胫后动脉旁路移植术、股深动脉成形术等。

自体静脉和人工血管材料的比较:自体静脉及人工血管各有优

缺点。术后通畅率受多种因素的影响,其中移植物的材料及吻合口的位置最为重要。文献证实自体大隐静脉具有较高的近期及远期通畅率,其5年通畅率远高于人工血管。而人工血管的1年通畅率与自体静脉移植物相差不多,且伴有较低的围术期并发症的发生率及较低的因手术技巧造成的手术失败率,并可以保留自体静脉备用。吻合口的位置影响移植物的通畅率,膝上动脉搭桥通畅率明显高于膝下搭桥,远端吻合口越低,远期通畅率越低。吻合口的位置对人工血管影响较大,而对自体大隐静脉影响较小。

一般认为,自体大隐静脉如果口径合适且没有节段性膨大,是下肢动脉血管重建首选材料,具有较好的远期通畅率。自体静脉也有其缺点,需要较长的手术时间和较高手术技巧,钙化及曲张的静脉很大程度上影响术后通畅率,即便肉眼上看似正常的静脉中,约20%存在内膜及中层增厚。有学者倾向于选择人工血管行膝上股动脉-腘动脉旁路移植术,认为选择人工血管能够缩短手术时间及住院天数,减少手术创伤及并发症,同时还可保留自体静脉以备他用。很多报道也显示应用聚四氟乙烯(polytetrafluoroethylene,PTFE)膨体人工血管行股动脉-腘动脉旁路移植手术也具有可接受的通畅率,尤其是对于那些跛行患者及吻合口在膝上者。

(1)**股动脉-腘动脉旁路移植术** 股动脉-腘动脉旁路移植术分膝上段和膝下段旁路两种。膝上段股动脉-腘动脉旁路移植术不跨关节,可以用自体大隐静脉或直径为6~8 mm聚四氟乙烯(PTFE)膨体人工血管作为移植物;而膝下段尽量选用自体大隐静脉原位或倒置移植。

1)切口选择与解剖:方法步骤如下。

i.显露股动脉:沿股动脉走行做腹股沟纵行或斜行切口,打开深筋膜,纵行切开股动脉鞘,显露股总、股深及股浅动脉。

ii.显露腘动脉:①膝上腘动脉解剖,显露通过大腿内侧膝上切口,在缝匠肌后缘股间隙间显露腘窝脂肪组织,在脂肪组织内寻找腘动脉,注意避免损伤伴行的腘静脉;②膝下腘动脉解剖,沿胫骨后缘纵向切口,向上达半腱肌及半膜肌肌腱,打开深筋膜,在腓肠肌深面显露血管神经束,打开血管鞘,动脉一般在静脉的深面,向下打开比目鱼肌腱弓,结扎伴行静脉,可显露胫前动脉起始部及胫腓干,并向下分离胫后及腓动脉。

ⅲ.显露胫前动脉:小腿外侧距胫骨前缘2 cm切开皮肤及皮下组织,钝性分离胫骨前肌群,在深面显露胫前动脉,注意避免损伤伴行的腓总神经。

ⅳ.显露胫后或腓动脉:小腿内侧切口显露腘动脉,向下打开闭目鱼肌腱弓及比目鱼肌,显露胫后动脉及腓动脉;足踝内侧后方切口显露胫后动脉。

ⅴ.显露足背动脉:足背第1、2跖骨间显露足背动脉。

2)手术步骤要点:手术步骤要点如下。

ⅰ.全身肝素化。

ⅱ.股动脉-腘动脉人工血管转流术:将人工血管与股总动脉端侧吻合,用隧道器将人工血管经大腿内侧皮下隧道或肌肉间隧道引至膝上切口,与腘动脉端侧吻合,必要时剥除股总动脉或腘动脉内增生的内膜及斑块(保证吻合口部位的血管管腔狭窄度不大于30%),固定远端的内膜,吻合较为深在的腘动脉时,可采取降落伞式吻合,在吻合口的根部左右连续做5～7针缝合后抽紧缝线,继续连续外翻缝合完成吻合口。

ⅲ.大隐静脉原位转流术和大隐静脉倒置转流术:自体大隐静脉原位转流术与大隐静脉倒置转流术尽管各有优缺点,但随机对照研究没有显示两者在远期通畅率方面的差异。大隐静脉原位转流术血流为聚集性而倒置转流术为分散性。动静脉之间良好的解剖口径的匹配性,使得原位转流术具有更好的血流动力学特性,减少了血液湍流发生,因此可降低新内膜增生的发生率。而倒置转流术无须破坏静脉瓣膜,在技术上更容易操作,并且减少了对静脉内膜及平滑肌的损伤,因此降低了移植术后的再狭窄发生率。对于远端吻合于膝下动脉的患者,原位转流术通畅率较高。

ⅳ.股动脉-腘动脉自体大隐静脉原位转流术:大隐静脉口径大于4 mm,无静脉曲张,无血栓静脉炎病史,管腔通畅,深静脉通畅时可取材作为旁路材料,近端结扎各属支,在汇入股静脉远端约 0.5 cm 处斜行切断大隐静脉,去除第一对瓣膜,与股总或股浅动脉端侧吻合,在膝上或膝下切口内寻找大隐静脉,结扎属支,切断,瓣膜刀进入大隐静脉断端后,小心向上进至近端吻合口,反复破坏各瓣膜,退出瓣膜刀,检查旁路搏动后,与腘动脉端侧吻合,旁路走行路径如有较为明显的震颤,可切开,结扎相应属支。

ⅴ.股动脉-腘动脉/膝下自体大隐静脉倒置转流术:取材大隐静脉材料,肝素盐水适度扩张后,倒置分别与近端和远端动脉端侧吻合,尤其需转流至膝下较远端的动脉时,瓣膜刀长度受限,更适于倒置转流手术。

(2)股深动脉成形术　1961 年 Leeds 和 Gilfillan 首次报道利用股深动脉重建下肢血供以来,股深动脉成形术在腘动脉广泛闭塞,无法行常规血管旁路移植手术的患者中得到应用。这一术式是基于以股深动脉作为流出道,建立股深动脉血流,通过股深动脉与膝关节周围的交通支改善远端肢体血供,达到缓解疼痛、挽救肢体的目的。股深动脉成形术也可作为降低截肢平面的附加手术方式。

2.3.3　并发症及预防

股动脉-腘动脉腔内治疗可能发生的并发症包括死亡(发生率 0.0%~1.0%)、大截肢(发生率 0.6%~2.2%)、造影剂过敏(发生率<0.1%)、造影剂肾病(发生率 2%~20%)、穿刺点并发症(总发生率 2.3%~33.0%,其中腹股沟血肿 1%~10%、腹膜后出血<1%、动静脉瘘 0.0%~0.7%、假性动脉瘤形成 0.2%~2.0%)、动脉破裂(少见,与具体应用技术有关)、急性血栓/夹层(发生率<1%)、远端栓塞(发生率 1.6%~2.4%)、血管痉挛(发生率<10%)、支架相关感染(少见)、器材相关过敏(少见)。

股动脉-腘动脉旁路移植术的相关并发症包括出血、心肌缺血、感染、下肢肿胀、血栓性静脉炎和吻合口狭窄或闭塞等。其中血栓性静脉炎原位转流易于出现,处理为类肝素药物外用,必要时结扎属支。膝上股动脉-腘动脉人工血管旁路的 5 年通畅率为 60%~

70%,膝下为30%,静脉旁路膝上为70%,与人工血管旁路相当,膝下为60%~70%,倒置与原位静脉旁路通畅率无差异。

股腘动脉硬化闭塞所致的足部创面的预防方法:①控制危险因素,包括戒烟、减体重,控制血压、血糖、血脂,服用抗血小板药物等。在抗血小板治疗方面,所有的症状性患者(包括间歇性跛行和严重肢体缺血)都应接受抗血小板药物进行二级预防。阿司匹林和氯比格雷都是有证据可以减少下肢动脉硬化闭塞症患者心脑血管并发症风险的抗血小板药物。②早期识别容易发生足部创面的人群,比如周围动脉疾病患者、血栓性闭塞性脉管炎患者、糖尿病患者、其他容易导致足部感觉减退或影响足部创面愈合的疾病患者。高风险人群应寻找专业的医生就诊并进行全面的足部检查。③患者教育,使患者认识到足部自我护理的重要性,包括选择合适的鞋、教育患者每天自己检查足部情况、遇到足部问题早期处理等。

2.3.4 典型病例

【典型病例2.3】

患者男性,53岁。临床观察单位:北京大学第一医院。

诊断:下肢动脉硬化闭塞症,股浅动脉支架内再狭窄(图2.19)。

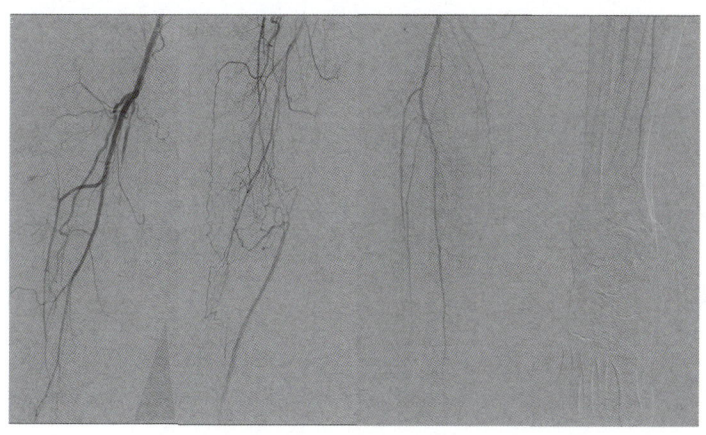

图2.19 下肢动脉硬化闭塞症,股浅动脉支架内再狭窄(术前)

治疗方法：PTA+载药球囊扩张(图2.20)。

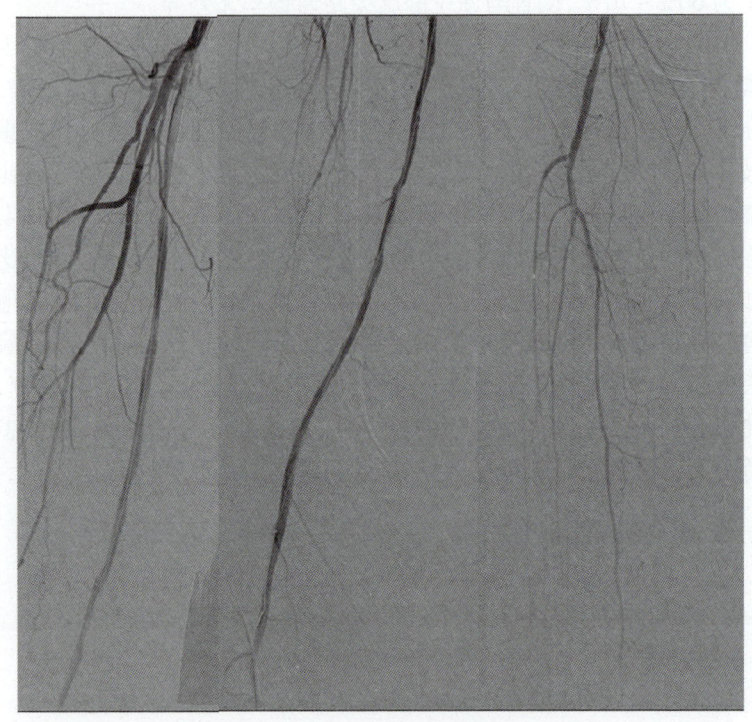

图2.20　PTA+载药球囊扩张术后

【典型病例2.4】

患者男性,76岁。临床观察单位：北京大学第一医院。

诊断：下肢动脉硬化闭塞症,股浅动脉闭塞(图2.21)。

治疗方法：逆行穿刺+对吻导丝技术+PTA+载药球囊+支架(图2.22)。

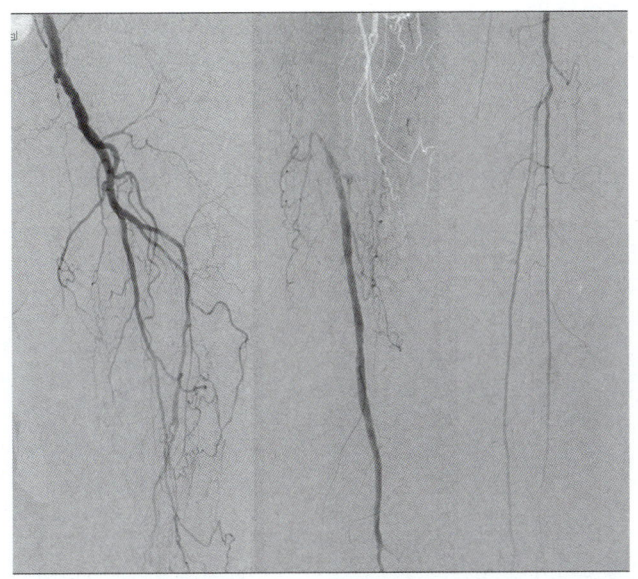

图 2.21　下肢动脉硬化闭塞症,股浅动脉闭塞(术前)

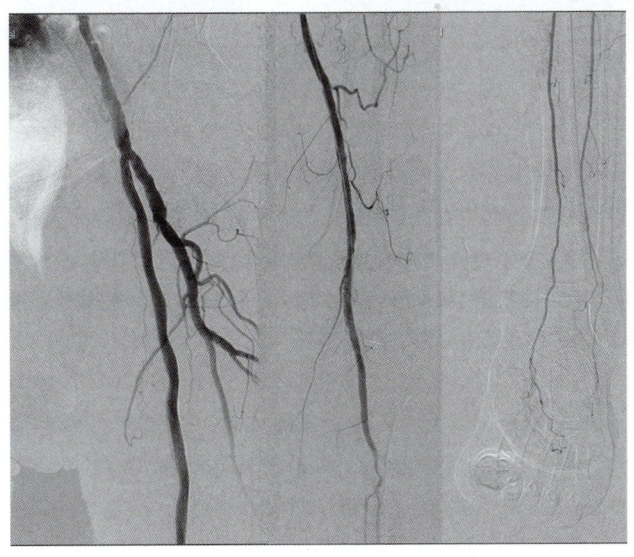

图 2.22　逆行穿刺+对吻导丝技术+PTA+载药球囊+支架术后

【典型病例2.5】

患者男性,61岁。临床观察单位:北京大学第一医院。

诊断:下肢动脉硬化闭塞症,股浅动脉支架内再狭窄,腘动脉狭窄(图2.23)。

治疗方法:减容技术(TurboHawk)+PTA+载药球囊(图2.24)。

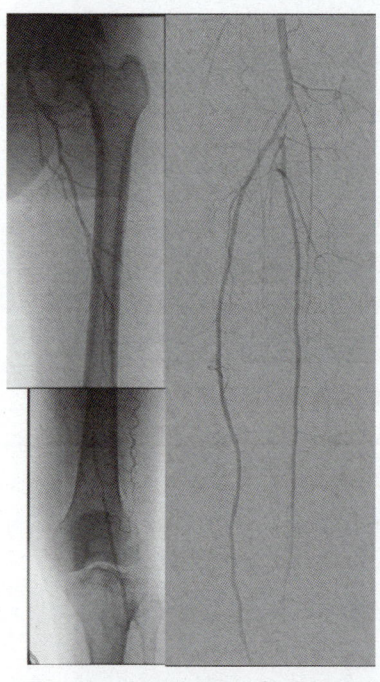

图2.23 下肢动脉硬化闭塞症,股浅动脉支架内再狭窄,腘动脉狭窄(术前)

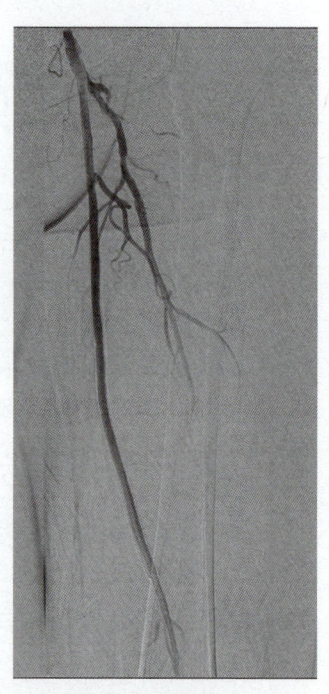

图2.24 减容技术(TurboHawk)+PTA+载药球囊术后

(杨 敏 张碧辉 刘 暴)

2.4 膝下动脉闭塞

2.4.1 概述

膝关节水平以下动脉简称膝下动脉(below the knee, BTK)。膝下动脉主要包括腘动脉 P3 段(胫骨平台水平起至胫前动脉起始水平的腘动脉区域)、胫前动脉、胫腓干动脉、胫后动脉、腓动脉、足背动脉、足底内外侧动脉、趾间动脉及上述动脉的次级分支动脉。

2.4.1.1 膝下动脉的解剖学特点

膝下动脉的解剖学特点主要有:①血管走行陡直,主干长,管径渐细,分支角度多呈锐角。②肌性动脉管壁,内膜内皮下层较薄,内弹性膜明显,中膜较厚,由 10~40 层环形排列的平滑肌组成,肌间有一些弹性纤维和胶原纤维,外膜厚度与中膜相等,中膜和外膜交界处有明显的外弹性膜。③形成专属的动脉供血区域(angiosome),按对应的滋养动脉命名划分为 6 个部分,分别为胫前足背动脉区、足底内侧动脉区、足底外侧动脉区、胫后动脉跟骨支区、腓动脉前穿支区及腓动脉跟骨支区(图 2.25)。其中胫前足背动脉区由胫前动脉及其属支供血,足底内侧动脉区、足底外侧动脉区及胫后动脉跟骨支区由胫后动脉及其属支供血,腓动脉前穿支区及腓动脉跟骨支区由腓动脉及其属支供血。④膝下 3 支动脉主干间存在重要的交通动脉,胫前动脉的足背支与胫后动脉的足底外侧支经足底深支动脉沟通,腓动脉前穿支与胫前动脉足背支沟通,腓动脉后穿支与胫后动脉末端沟通。至此,由足背动脉-足底深支-胫后动脉足底外侧支-胫后动脉末端-腓动脉后穿支-腓动脉前穿支-足背动脉,形成功能上类似于颅内 Willis 环的足部动脉弓环路(图 2.26)。

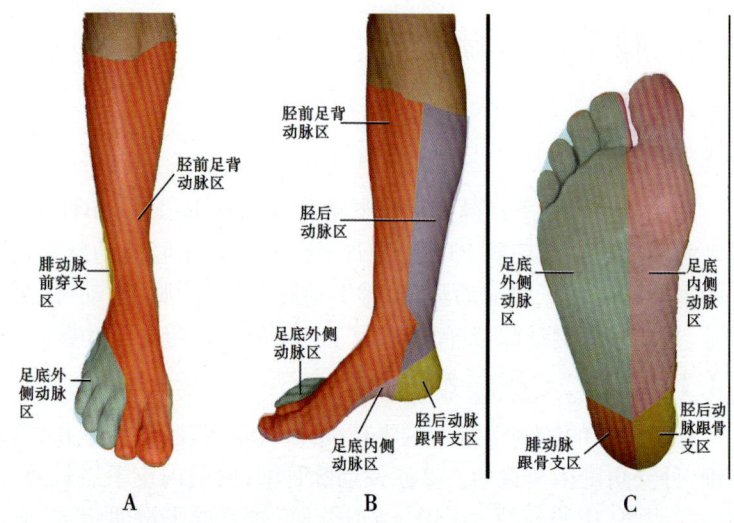

图 2.25　膝下 Angiosome 分区（西苑医院血管外科张童绘制）
A.膝下前后位　B.膝下内侧位　C.足底位

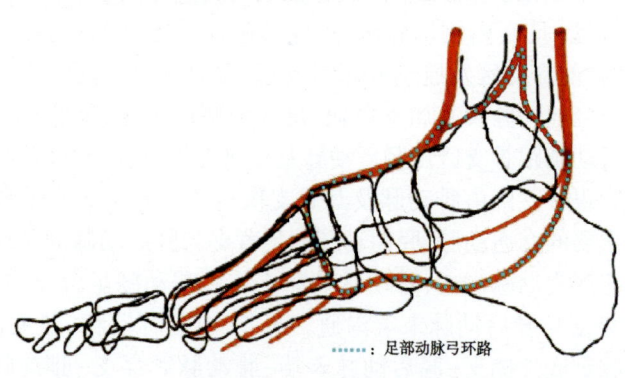

图 2.26　足部动脉弓环路

2.4.1.2 膝下动脉病变的流行病学

糖尿病使本病的发生率增加 2~4 倍,女性糖尿病患者发生本病的风险是男性患者的 2~3 倍。糖尿病患者的糖化血红蛋白每增加 1%,相应增加膝下动脉病变风险为 26%。糖尿病患者发生严重肢体缺血(CLI)的危险性高于非糖尿病患者,截肢率较之高 7~15 倍。

无症状性膝下动脉病变难以准确评估流行病学分布,症状性膝下动脉病变相对较少涉及间歇性跛行,主要表现为 CLI——缺血性静息痛、皮肤溃疡愈合困难甚至组织坏疽感染。据报道,按病变所在区域,CLI 患者的动脉病变中有 74% 位于膝下动脉区域,而髂动脉病变仅占 1%。按病变形态,长度大于 10 cm 的病变在所有膝下动脉病变中占 66%,而在股动脉(包括股总、股深、股浅动脉)所有病变中仅占 40%;闭塞性病变在膝下动脉病变中比例高达 66%,而在股动脉病变中仅占 31%;长度大于 10 cm 的闭塞性病变在膝下动脉病变中占 50%,而在股动脉病变中仅占 11%。可见膝下动脉病变在下肢重度缺血性病变中发病率最高、长病变闭塞病变比例最高。

2.4.1.3 膝下动脉病变的病因

糖尿病性周围血管病变是最常见的膝下动脉病变的病因。2 型糖尿病血管内皮损伤机制十分复杂。高血糖可直接诱导内皮细胞凋亡,且长期高血糖能引起氧化应激反应,导致内皮损伤;胰岛素抵抗使脂肪分解受抑制,游离脂肪酸增多,从而减少一氧化氮的合成,损伤血管内皮;同时,2 型糖尿病患者血液中内皮素转化酶-1 蛋白、内皮素转化酶-1 mRNA 及内皮素-1 的表达均增强,内皮素是长效缩血管活性多肽,主要由血管内皮细胞合成,通过自分泌、旁分泌等方式发挥重要作用,其缩血管作用强烈而持久,并呈剂量依赖性。内皮素与一氧化氮构成一对拮抗因素,共同调节血管的生理过程,当内皮受损引起内皮功能障碍时,这种平衡机制遭到破坏。在高血糖环境中,一氧化氮的生物利用率降低,内皮素-1 的表达却增加,导致内皮素/一氧化氮平衡失调,诱发血管损害。糖尿病致动脉粥样硬化的发病机制与非糖尿病动脉粥样硬化相似,即血管内皮损伤继发血小板聚集、脂质沉积、平滑肌细胞增殖,最后形成粥样斑块。

长期血液透析患者往往容易出现甲状旁腺功能亢进,继发钙磷代谢异常,钙盐沉积于动脉中膜层,尤其是膝下动脉区域,弥漫性长段钙化在 X 射线下呈现典型的"铅管样"影像特征。

血栓性闭塞性脉管炎、血管畸形等疾病也可以发生在膝下动脉,由于发病率低、确诊难疗效差等因素本章节不做叙述。

2.4.1.4 膝下动脉病变的分期分级

(1)**分期** 膝下动脉缺血性疾病按临床症状的严重程度可使用 Fontaine 分期和 Rutherford 分期法,参见表 2.4。

(2)**分级** 目前膝下动脉病变尚无统一的分级方式,2017 年欧洲心血管联盟建议的 CLI 分级是使用 2014 版的血管外科联盟制定的 WIFI 分级。WIFI 分级是一种以 3 个因素严重程度评分为基础的交叉编码式分级系统。这 3 个因素分别是创面坏死程度、缺血程度及感染程度(表 2.6)。利用细化的交叉分级模式便于更个体化评估患者未来 1 年的截肢风险(表 2.7)。截肢风险按等级分为风险非常低(very low)、低风险(low)、中度风险(moderate)、高度风险(high)及无法挽回。血运重建受益相应分为非常低(very low)、低(low)、中度(moderate)、高度(high)(表 2.8)。

表 2.6 WIFI 分级:预后截肢风险评估

内容	评分	描述
创面/伤口 (wound,W)	0	无溃疡(缺血性静息痛)
	1	位于足部或下肢远端的浅表小面积溃疡,不合并坏疽
	2	存在骨质、关节或肌腱暴露的深在溃疡,可合并限于足趾区域的坏疽
	3	蔓延性深在溃疡,深至跟骨的足跟部全层溃疡,可累及跟骨或弥漫性坏疽

续表 2.6

内容	评分	踝肱比值 (ABI)	踝压 [kPa(mmHg)]	趾压或经皮氧分压 [kPa(mmHg)]
缺血 (ischaemia, I)	0	≥0.80	>13.33(100)	≥8(60)
	1	0.60~0.79	9.33~13.33 (70~100)	5.33~7.87 (40~59)
	2	0.40~0.59	6.67~9.20 (50~69)	4.0~5.2 (30~39)
	3	<0.40	<6.67(50)	<4(30)
足部感染 (foot infection, FI)	0	无感染的症状及体征		
	1	局部皮肤或皮下组织感染		
	2	皮肤及皮下组织以下深部组织的局灶性感染		
	3	系统性炎症反应综合征		

表 2.7 1 年后 WIFI 分级下相应的预测截肢风险

	I-0				I-1				I-2				I-3			
W-0	V	V	L	M	V	L	M	H	L	L	M	H	L	M	M	H
W-1	V	V	L	M	V	L	M	H	L	M	H	H	M	M	H	H
W-2	L	L	M	H	M	M	H	H	M	H	H	H	H	H	H	H
W-3	M	M	H	H	H	H	H	H	H	H	H	H	H	H	H	H
	FI-0	FI-1	FI-2	FI-3	FI-0	FI-1	FI-2	FI-3	FI-0	FI-1	FI-2	FI-3	FI-0	FI-1	FI-2	FI-3

表 2.8 血运重建的预期治疗受益程度（假设感染能够被有效控制）

	I-0				I-1				I-2				I-3			
W-0	V	V	V	V	L	L	M	L	L	L	M	M	M	H	H	H
W-1	V	V	V	V	L	M	M	M	M	H	H	H	H	H	H	H
W-2	V	V	V	V	M	M	H	H	H	H	H	H	H	H	H	H
W-3	V	V	V	V	M	M	H	H	H	H	H	H	H	H	H	H
	FI-0	FI-1	FI-2	FI-3	FI-0	FI-1	FI-2	FI-3	FI-0	FI-1	FI-2	FI-3	FI-0	FI-1	FI-2	FI-3

V=very low=风险非常低/受益非常低=临床1级
L=low=低风险/低受益=临床2级
M=moderate=中度风险/中度受益=临床3级
H=high=高度风险/高度受益=临床4级
临床5级预示足部坏死无法挽救
FI:足部感染;I:缺血;W:创面/伤口情况

2.4.1.5 膝下动脉病变的诊断

诊断流程(图2.27):膝下动脉病变的诊断需要针对患者个体情况进行综合分析。首先是危险因素的评估,如高龄、吸烟、高血脂、糖尿病以及其他部位是否存在动脉粥样硬化(如冠状动脉、颈动脉和肾动脉等)。然后通过病史询问和体格检查,初步确立膝下动脉病变的临床诊断。综合临床症状和体征,有助于判断肢体缺血的严重程度。通过节段性动脉压测定和踝肱指数(ABI)计算,可推断膝下动脉的病变部位,建议用于存在一项或一项以上动脉粥样硬化高危因素的可疑患者。将ABI=0.91作为诊断阈值时,此项检查对血管直径狭窄率超过50%的病变有很高的诊断敏感性和特异性。可因双侧锁骨下动脉狭窄,导致ABI异常增高。因此,对于ABI>1.4的患者,需结合多普勒超声容积波记录和波形进行分析,少数特殊病例需要测定趾动脉压力和经皮氧分压以助诊断。ABI运动试验适用于下肢动脉搏动可及,踝肱指数位于正常范围(0.91~1.40),但与间歇性跛行等临床缺血症状不相称的患者。如果ABI运动试验结果正常,可排除严重膝下缺血。如果运动后ABI显著下降,则可诊断下肢缺血。根据节段性压力和ABI测定的结果,可决定患者是否需要进一步的检查措施。

结合彩色多普勒血流显像和动脉收缩期峰值流速测定,可准确评估膝下动脉病变位置、狭窄程度及对血流动力学的影响,适用于膝下动脉患者术前评估和术后随访。多层螺旋计算机断层扫描动脉造影(CTA)检查是术前制定血管重建方案的最重要检查。但是CTA需要使用较多的肾毒性造影剂,并且在血管严重钙化时评估动脉狭窄程度存在困难,既往下肢金属植入物产生的伪影也影响CTA

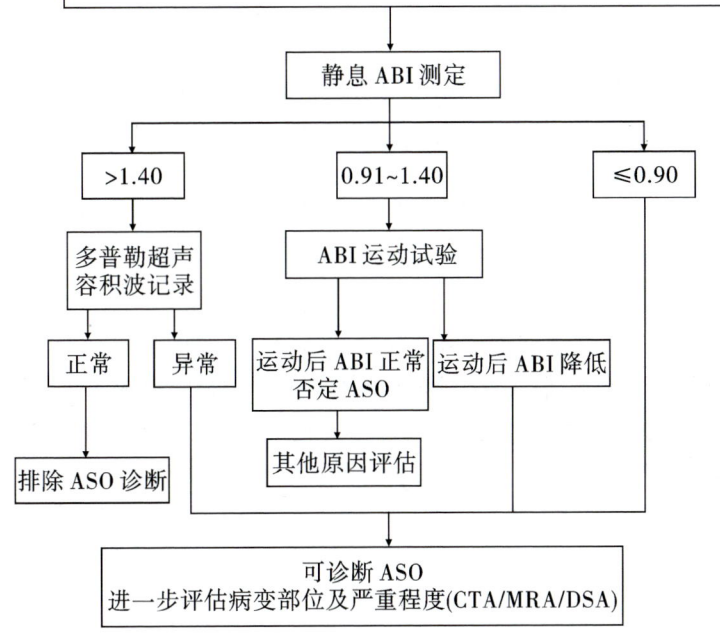

图 2.27 膝下动脉病变诊断流程

的成像质量。磁共振动脉造影（MRA）检查可避免 CTA 使用的碘离子造影剂对肾功能异常患者残余肾功能的进一步损害，并且成像时间较长，存在夸大效应。患者体内有心脏起搏器等金属植入物，或者存在幽闭恐惧症等为 MRA 检查禁忌。肾功能不全患者慎用含钆磁共振造影剂，因检查后有出现肾源性系统性纤维化的风险。数字减影血管造影（digital subtraction angiography, DSA）可以定位和测量病变,测定病变近远端的压力梯度,以利于制定治疗方案。有创性 DSA 很大程度上已被 CTA、MRA 所代替,但仍然是排除检查的金标准。接受传统外科手术或血管腔内治疗的患者应行 DSA 检查。

2.4.1.6　膝下动脉病变的手术适应证与禁忌证

(1) 手术适应证　①出现动脉供血不足表现,如患肢重度间歇性跛行、静息痛、足部溃疡坏疽等;②动脉触诊搏动减弱或消失;③血管彩超、CTA、MRA 或 DSA 证实膝下动脉闭塞;④患肢 ABI 低于 0.4。

(2) 手术禁忌证　①存在抗凝或抗血小板禁忌(如近期手术或颅内、消化道出血);②全身状态差,不能耐受手术;③肾功能受损,血肌酐高于 250 μmol/L 但尚无须透析的患者(CO_2 显影技术日趋成熟,相对禁忌);④对造影剂过敏(相对禁忌,原因同上)。

2.4.2　治疗

传统外科手术的治疗方法包括动脉切开内膜剥脱取栓术、自体大隐静脉转流术、股动脉至膝下动脉人工血管旁路移植术等,对于长段病变疗效较好,但由于创伤较大、流出道要求较高等因素缩小了适应人群。20 世纪 90 年代末期,腔内技术开始应用于膝下动脉闭塞性病变的治疗,由于其创伤小、适应人群广、恢复快、疗效满意,临床应用日益广泛。如今,腔内血管成形术已被公认为治疗膝下动脉闭塞性疾病的首选方法。

2.4.2.1　术前准备

(1) 一般实验室检查　心电图,注意筛查高血压、冠状动脉粥样硬化性心脏病、脑梗死、高脂血症、糖尿病、肾功能障碍、长期血液透析、长期吸烟、缺乏运动及运动功能障碍等危险因素。

(2) 影像检查　①心脏及血管彩色多普勒超声检查;②肢体动脉多节段测压、踝肱比值;③经皮氧分压;④头颅 CT,胸部 X 射线,下肢动脉 CTA、MRA 或 DSA 检查。

(3) 术前用药　建议术前 3 d:阿司匹林肠溶片 100 mg/d,口服;硫酸氢氯吡格雷片 75 mg/d,口服;阿托伐他汀钙片 20～40 mg/d,口服;低分子肝素 3 000～6 000 U/12 h,皮下注射。

2.4.2.2　预手术准备

(1)**入路**　首选患侧股动脉顺行入路,次选对侧股动脉逆行"cross-over"入路。当病变难以顺行通过达到远端真腔时,约 40%的患者可能需要借助膝下动脉远端逆行穿刺的辅助性入路。

(2)**体位**　单纯性膝下动脉病变一般常规采用仰卧位,足向 C 形臂,头向操控板(与常规体位相反)。合并膝上病变,如同侧髂股动脉严重狭窄或闭塞,应以近端病变治疗便利为主考虑体位:左下肢病变采用仰卧位,头向 C 形臂,足向操控板(常规体位);右下肢病变仍然采取反向体位。

(3)**麻醉方式**　局麻,静息痛明显者需要坐骨神经及股神经麻醉阻滞或蛛网膜下隙麻醉。

2.4.2.3　手术步骤

(1)**建立股动脉入路**

1)患侧股动脉顺行入路:操作步骤如下。

ⅰ.腹股沟部常规消毒铺巾,确定体表穿刺点。先使用十字交叉法:纵向确定动脉走行,腹股沟韧带中点下方以示、中、无名指触摸动脉搏动,感知动脉走行;横向确定穿刺水平,借助透视条件寻找股骨头中点上下各 1 cm 内为最佳穿刺区域;纵横相交处即顺行穿刺安全区域。需要提醒的是,该区域是指进入动脉前壁的安全区域,体表穿刺至该区域受穿刺角度及患者深浅筋膜厚度的影响,不尽相同,需要一定经验。

ⅱ.1% 利多卡因 5 ml 局部浸润麻醉,切开穿刺点皮肤 3～5 mm(由动脉鞘型号决定)。持 21 G 穿刺针尾端,经穿刺点以 30°～45°水平夹角向远心端方向进针 3～5 cm,采用改良式 Seldinger 穿刺法穿透股总动脉前壁,见穿刺针尾部串珠样滴血,同侧斜位 30°～45°投影,在 Roadmap 条件下经穿刺针注入造影剂标定股总、股深及股浅动脉管腔,微调进针深度和角度以便送入 V-18 导丝(建议头端预塑"J"形),扭控导丝选择股浅动脉开口,并沿股浅动脉主干前进15～20 cm,保留导丝,轻柔撤出穿刺针,经导丝置入微穿刺鞘(micropuncture,Cook),确认动脉鞘三通处于关闭状态,保留动脉鞘拔出鞘内扩张器和导丝。

ⅲ.经三通排出动脉鞘内气泡并以10 ml注射器注射肝素盐水(浓度12 500 U/L)冲洗动脉鞘,同时检验是否为动脉搏动性回血。置鞘成功后,全身肝素化(70 U/kg),此后手术时间每延长1 h追加肝素1 000 U。

2)对侧股动脉逆行入路:该入路适用于患侧髂股及膝下动脉多节段病变的患者,治疗单纯性膝下动脉闭塞病变时一般不选用此入路。

ⅰ.腹股沟部常规消毒铺巾,确定体表穿刺点:对侧腹股沟韧带中点下方1.5 cm水平,以食、中、无名指触摸动脉搏动,感知动脉走行,动脉搏动最强且面积最宽处为股总动脉分叉,以该处作为体表进针点即可。

ⅱ.1%利多卡因5 ml局部浸润麻醉,切开穿刺点皮肤3～5 mm(由动脉鞘型号决定)。持18 G或21 G穿刺针尾端,经穿刺点以30°～45°水平夹角向近心端方向进针3～5 cm,采用改良式Seldinger穿刺法穿透股总动脉前壁,见穿刺针尾部喷血(18 G穿刺针)或串珠样滴血(21 G穿刺针),在射线监视下经穿刺针送入导丝。可微调进针深度和角度以便导丝进入动脉内,扭控导丝避免进入腹壁浅动脉或旋髂浅动脉,使其沿髂外动脉主干逆行至腹主动脉分叉上方。保留导丝,轻柔撤出穿刺针,经导丝置入动脉鞘,确认动脉鞘三通处于关闭状态,保留动脉鞘拔出鞘内扩张器和导丝。

ⅲ.经三通排出动脉鞘内气泡并以10 ml注射器注射肝素盐水(浓度12 500 U/L)冲洗动脉鞘,同时检验是否为动脉搏动性回血。

ⅳ.经889 μm(0.035 in)亲水泥鳅导丝引入4 F猪尾(pigtail)导管行肾动脉水平腹主动脉造影及盆腔动脉造影。标准造影应包括双侧肾动脉、肠系膜下动脉、肾下腹主动脉、双侧髂总动脉、双侧髂内髂外动脉及双侧股总动脉至分叉水平的正位造影。造影时注意腹主动脉分叉的腰椎水平骨性标志,观察是否存在动脉狭窄闭塞性病变,双侧髂外动脉是否迂曲。

ⅴ.利用猪尾导管或翻山导管(omni flush,angio dynamics)配合889 μm(0.035 in)亲水泥鳅导丝经腹主动脉分叉"翻山"至患侧股浅动脉近端,留置导管,交换入889 μm(0.035 in)的加硬导丝(Supercore,Abbott);选择6 F或7 F的"翻山鞘",长度可根据髂股动脉的病变分布决定,如为单纯性膝下动脉病变,最长可使用90 cm动脉鞘。冲洗"翻山鞘",安装扩张器,关闭三通,备用。沿加硬导丝撤出导管及动脉短鞘,压迫穿刺点同时交换置入"翻山鞘",射线下监视"翻山鞘"缓慢而平顺的沿加硬导丝推送至患侧股总动脉,保留动脉鞘撤出鞘内扩张器和导丝。

ⅵ.经三通排出动脉鞘内气泡并以10 ml注射器注射肝素盐水(浓度12 500 U/L)冲洗动脉鞘,同时检验是否为动脉搏动性回血。置鞘成功后,全身肝素化(70 U/kg)。此后,手术时间每延长1 h追加肝素1 000 U。

(2)造影诊断　节段式序贯造影术:根据入路不同造影的水平及节段数不尽相同,但原则一致——由近(心)及远,由大(动脉)至小,角度适宜,序贯相连。以患侧顺行入路为例,第一节段股骨头上缘至股浅动脉上段,同侧外斜30°~45°,使股浅股深动脉处于非重叠平面;第二节段由股浅动脉中段至膝关节上方,常规前后位成像;第三节段膝关节至胫骨中段水平,同侧外斜15°~30°,使胫前后动脉及腓动脉处于非重叠平面;第四节段胫骨中段至踝关节水平,条件同第三节段;第五节段对侧内斜45°~60°,使足背动脉、足底内外侧动脉及腓动脉的前后穿支尽可能处于非重叠平面。

造影剂目前一般使用非离子二聚体型,以肝素盐水(浓度12 500 U/L)体积比1∶1稀释,股腘动脉造影可直接通过动脉鞘连接高压注射器,注射参数为造影剂总量10 ml,速度8 ml/s,压力300 Psi(1 Psi=6.895 kPa);膝下动脉造影可通过4 F椎动脉导管(vertebral artery catheter,VER)连接高压注射器,注射参数为造影剂总量6 ml,速度4 ml/s,压力300 Psi。

(3) **通过病变** 明确治疗靶血管及靶病变后,将病变尽可能置于显示器中央,充分遮挡非治疗区,常用 roadmap 条件定位病变,显影标尺及骨性标志也能帮助定位。一般首先选择 355.6 μm (0.014 in) 或 457.2 μm (0.018 in) 头段亲水涂层慢性完全闭塞 (chronic total occlusion, CTO) 导丝 (Hi-Torque Command 系列、Hi-Torque Connect Flex、Treasure 12 等),在匹配的支撑导管辅助下接近病变纤维帽,扭控导丝以其尖端寻找潜在腔隙。如无法成功,可通过塑形导丝头端角度,更换硬头导丝,更换支撑导管提高成功率。如仍然无法成功,可采取内膜下技术或远端逆穿的同期双向内膜下血管成形技术 (subintimal arterial flossing with antegrade-retrograde intervention, SAFARI) 双向会师通过病变,成功后需要导入导管造影证实已进入远端真腔。SAFARI 是在顺行方向无法通过病变到达远端真腔时,采用逆行穿刺远端流出道(如足背、胫前后或腓动脉远端),建立逆行入路并尝试利用导丝导管逆向通过病变与近端轨道相汇合的技术。一般在遭遇钙化严重的 CTO 病变时,近端纤维帽钙化严重且表面光滑,而病变远端常较松软且存在裂隙,因此通过 SAFARI 可提高技术成功率。

(4) **球囊扩张成形** 造影证实已进入远端真腔后,选择支撑力较高的 355.6 μm (0.014 in) 或 457.2 μm (0.018 in) 导丝建立治疗轨道,导丝头端显影区应置于病变以远至少 1 cm,切记时刻保持导丝头端位置相对于病变固定,避免导丝头端向远端穿破动脉或后撤退回病变近端。

根据病变的靶血管近远端健康管腔直径,选择相应口径与长度的球囊扩张导管进行扩张。一般而言,膝下腘动脉段用 3.5 ~ 4.0 mm 口径球囊扩张;胫前、胫后动脉中上 2/3 段用 3.0 mm 口径球囊扩张;胫腓干段用 3.0 ~ 3.5 mm 口径球囊扩张;腓动脉段用 2.5 ~ 3.0 mm 口径球囊扩张;胫前、胫后动脉下 1/3 段用 2.5 ~ 3.0 mm 口径球囊扩张;足背动脉、足底内外侧动脉用 1.5 ~ 2.5 mm 口径球囊扩张。球囊长度应以病变具体长度为参照,一般能够覆盖病变近远端 1 cm 即可。扩张压力采取渐进式加压法:每增加 2 ATM 暂停一次观察球囊形态位置,增加至球囊工作压区间即停止(一般为 6~14 ATM,具体见产品说明)。持续时间一般为 30~180 s,降压时亦应缓慢减压最后应充分负压抽吸球囊并维持在此状态下撤出体外。

对于 CLI 期的高龄患者,如反复扩张成形 3 次,延时扩张 300 s 以上仍然出现以下情况时有学者建议补救性置入药物洗脱支架:①病变弹性回缩严重,直径残余狭窄率大于 50%;②存在血流限制性夹层。一般选取支架口径比靶血管直径大 0.5 mm,长度覆盖病变近远端 5~10 mm。对于钙化严重病变及开口处病变建议使用球囊扩张式支架,对于其余病变建议使用自膨式支架(目前国内无此类产品)。

(5)**造影复查** 完成以上操作后,应复查性造影,对比术前术后流入道、病变段及流出道内腔变化、血流速度、远端足部灌注程度。膝下动脉在治疗后易于痉挛,影像学表现形似"串珠",可于其近端弹丸量注入硝酸甘油溶液(100 mg/L)200 μg/次,解痉。

(6)**封堵及压迫止血** 确认重建血运成功后,撤出导丝导管,保留动脉鞘。建议首选血管封堵或缝合装置止血穿刺点(成功后稍加压迫,1~3 min 即可),压迫式止血法(常规持续压迫至少 15~25 min)作为备用。完成后,消毒穿刺点,垫压无菌纱布块,局部加压绷带包扎,常规留置并卧床制动 12~24 h。

2.4.3 并发症及预防

2.4.3.1 顺行穿刺股动脉

术前仔细研究患者的血管影像学检查,尤其是 CTA 结果,熟记患者股总动脉分叉水平与股骨头的解剖关系。对于过度肥胖或既往手术瘢痕严重的患者可考虑对侧股动脉逆行入路;对于股总动脉分叉水平高于股骨头下缘患者如近端无须要处理的病变,可考虑穿刺股浅动脉上端。切记穿刺针入动脉前壁时位于安全区域,过高或过低均易造成止血失败,尤其是前者严重时可形成巨大的盆腔腹膜后血肿,急性失血性休克危及患者生命。

2.4.3.2 逆行穿刺股动脉

穿刺成功逆行送入导丝时,必须在射线下观察导丝走行及患者反应,切忌盲目暴力,避免导丝误入腹壁浅动脉或旋髂浅动脉,导致血管破裂出血。

2.4.3.3 通过病变

需要熟练掌握膝下血管解剖、血管与骨性标志之间的关系,积累导丝导管经过病变时不同阻力回馈的体验。注意观察患者感觉变化,导丝通过病变时该区域疼痛明显说明刺激了动脉外膜或动脉壁已穿破,应立即回撤导丝导管,造影复查。如出现造影剂外溢,血管破裂,首先尝试绷带局部加压包扎,10 min 后,若复查造影仍有明显外溢,可联合血管内球囊扩张临时性封闭破口 3～5 min,大部分出血都可停止,很少需要栓塞止血的情况。但强调术中及时发现,术后密切动态观察。如未及时发现,血肿可能会增大,造成股筋膜室压力升高,影响肌肉血液循环。此时超声引导穿刺引流往往难以充分缓解病情,多需要果断切开股筋膜室清除血肿减压引流。

2.4.3.3 球囊扩张成形

选择合适口径及长度的球囊是避免血管痉挛、夹层形成、动脉栓塞、过度成形血管破裂及术后再狭窄的先决条件。口径选择应与靶血管正常区域口径一致或略小(≤1∶1),长度应超过病变近远端各 10 mm。扩张成形前应造影确认球囊导管远端位于血管远端真腔内,导引导丝在扩张全程应保持贯穿近端真腔—病变—远端真腔。明确球囊命名压及爆裂压,缓慢增加球囊内压力,在命名压与爆裂压之间维持合适的压力 1～3 min。完成扩张后应缓慢降低压力,直至确认球囊内造影剂混合液完全排空再撤出球囊。

2.4.3.4 术后用药预防

术后给予阿司匹林肠溶片 100 mg/d,口服,长期或终生;硫酸氢氯吡格雷片 75 mg/d,口服,3～6 个月(置入支架适当延长);阿托伐他汀钙片 20～40 mg/d,口服,6～12 个月;低分子肝素 3 000～6 000 U/12 h,皮下注射,1～2 周;前列地尔注射液 10～20 μg/d,静脉滴注或入壶,2~3周。

2.4.4 典型病例

【典型病例2.6】

患者男性,64岁。临床观察单位:中国中医科学院西苑医院血管外科。

诊断:2型糖尿病性周围血管病变,糖尿病足。治疗时间4周。

治疗方法:腔内治疗+清创+负压吸引+植皮(图2.28~图2.49)。

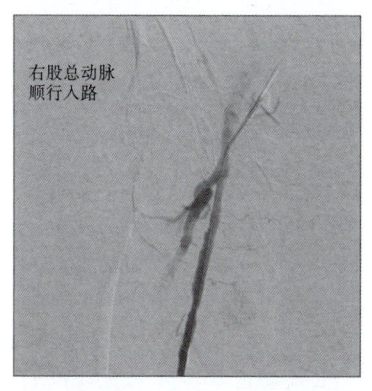

图2.28 治疗前股总动脉造影

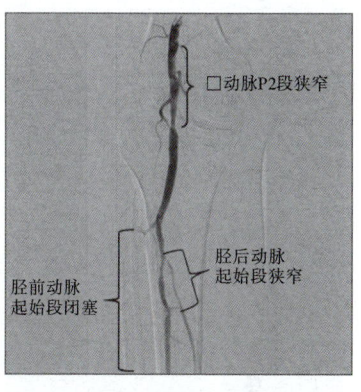

图2.29 治疗前腘及膝下动脉造影

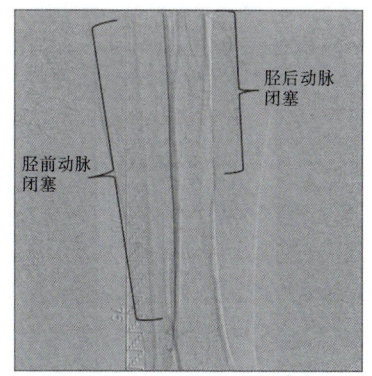

图2.30 治疗前膝下动脉造影

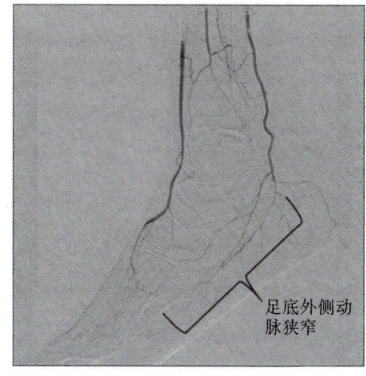

图2.31 治疗前足部动脉造影

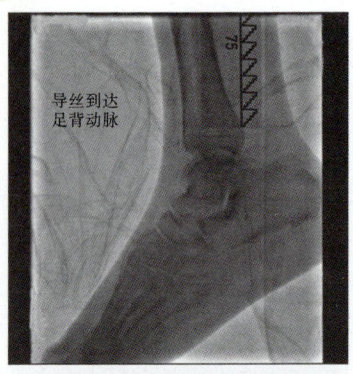

图 2.32　导丝通过病变

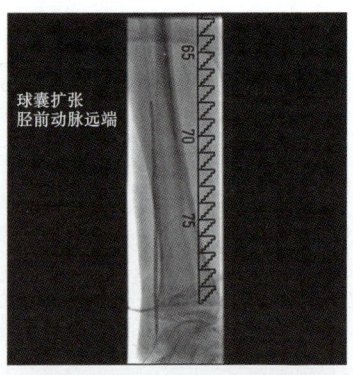

图 2.33　球囊扩张胫前动脉远端

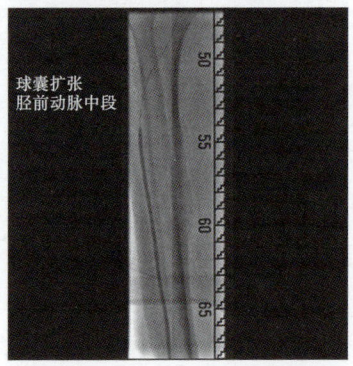

图 2.34　球囊扩张胫前动脉中段

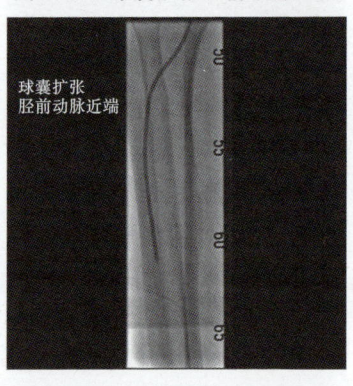

图 2.35　球囊扩张胫前动脉近段

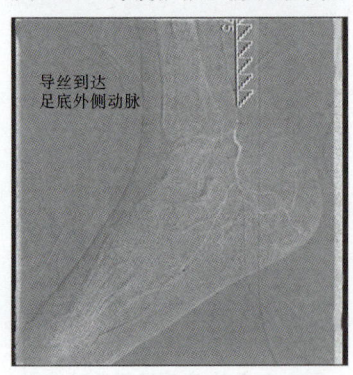

图 2.36　导丝到达足底外侧动脉

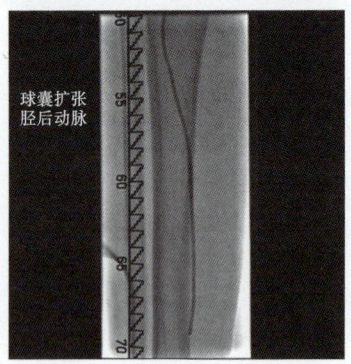

图 2.37　球囊扩张胫后动脉

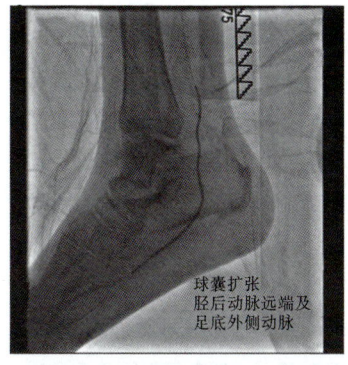
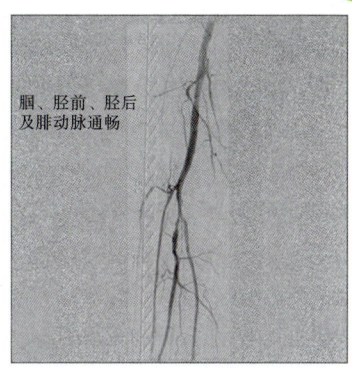

图 2.38　球囊扩张胫后及足底外侧动脉　　图 2.39　造影复查血管通畅

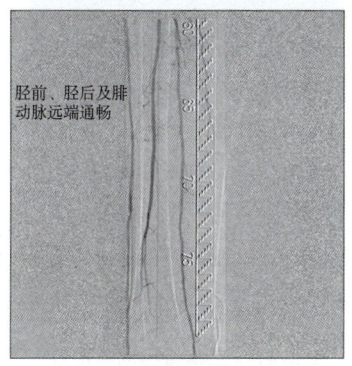
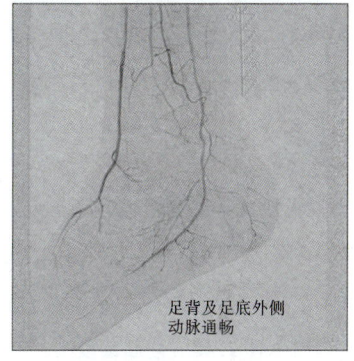

图 2.40　造影复查血管通畅　　图 2.41　造影复查血管通畅

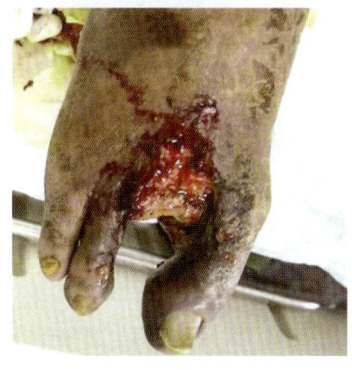
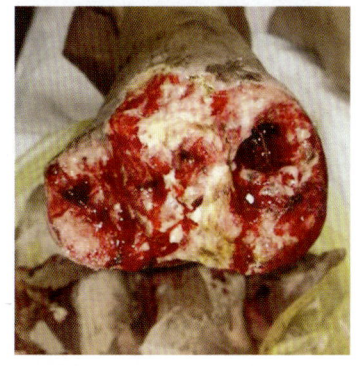

图 2.42　糖尿病足创面（术前）　　图 2.43　糖尿病足创面清创

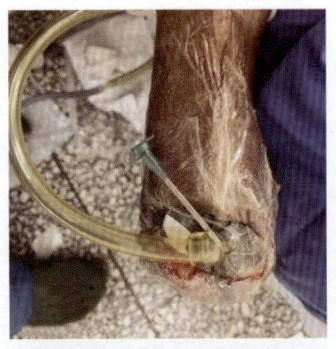

图2.44 一期负压创面治疗

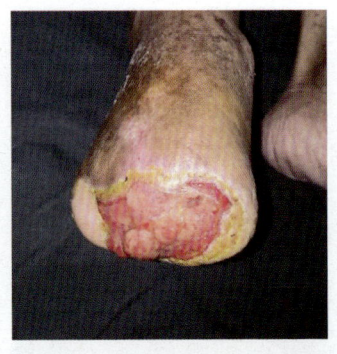

图2.45 一期负压创面治疗结果

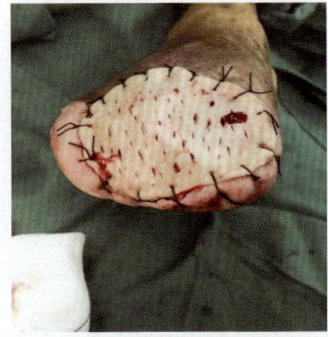

图2.46 创面植皮

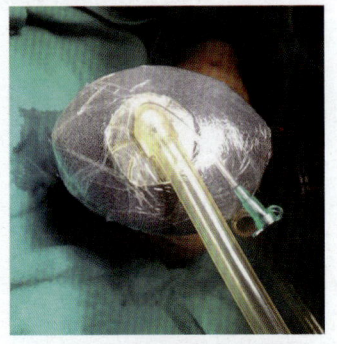

图2.47 二期负压创面治疗

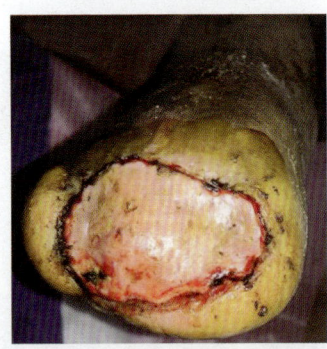

图2.48 二期负压创面治疗结果

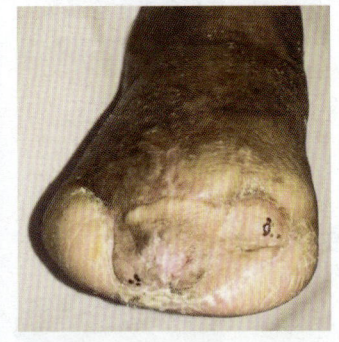

图2.49 术后2个月创面愈合

（资料来自中国中医科学院西苑医院血管外科）

（张　童）

参考文献

[1] 中华医学会外科学分会血管外科学组.下肢动脉硬化闭塞症诊治指南:上[J].中华医学杂志,2015,95(24):145-151.

[2] 王勇,李觉,徐亚伟,等.中国自然人群下肢外周动脉疾病患病率及相关危险因素[J].中华心血管病杂志,2009,37(12):1127-1131.

[3] 张童,庄百溪,杨淼.应用动脉供血区域理念提高肢体严重缺血腔内治疗的疗效[J].中华普通外科杂志,2012,27(11):871-875.

[4] 张童,庄百溪,杨淼.应用动脉供血区域理念提高肢体严重缺血腔内治疗的疗效[J].中华普通外科杂志,2012,27(11):871-875.

[5] VÉRONIQUE L R,ALAN S G O,DONALD M. et al. Heart disease and stroke statistics — 2011 update:a report from the american heart association[J]. Circulation,2011,123(4):e18-e209.

[6] FOWKES F G R,RUDAN D,RUDAN I,et al. Comparison of global estimates of prevalence and risk factors for peripheral artery disease in 2000 and 2010:a systematic review and analysis[J]. Lancet,2013,382(9901):1329-1340.

[7] SAMPSON U K,FOWKES F G,MCDERMOTT M M,et al. Global and regional burden of death and disability from peripheral artery disease:21 world regions,1990 to 2010[J]. Glob Heart,2014,9(1):145-158,e121.

[8] EUROPEAN STROKE O,TENDERA M,ABOYANS V,et al. ESC Guidelines on the diagnosis and treatment of peripheral artery diseases:Document covering atherosclerotic disease of extracranial carotid and vertebral,mesenteric,renal,upper and lower extremity arteries. the task force on the diagnosis and treatment of

peripheral artery diseases of the european society of cardiology (ESC)[J]. Eur Heart J,2011,32(22):2851-2906.

[9] NORGREN L, HIATT W R, DORMANDY J A, et al. Inter-society consensus for the management of peripheral arterial disease (TASC Ⅱ)[J]. J Vasc Surg,2007,45(Suppl S):S5-S67.

[10] CRIQUI M H, FRONEK A, BARRETT-CONNOR E, et al. The prevalence of peripheral arterial disease in a defined population [J]. Circulation,1985,71(3):510-515.

[11] HIATT W R, HOAG S, HAMMAN R F. Effect of diagnostic criteria on the prevalence of peripheral arterial disease the san luis valley diabetes study[J]. Circulation,1995,91(5):1472-1479.

[12] SELVIN E, ERLINGER T P. Prevalence of and risk factors for peripheral arterial disease in the united states: results from the national health and nutrition examination survey, 1999—2000 [J]. Circulation,2004,110(6):738-743.

[13] HASIMU B, LI J, NAKAYAMA T, et al. Ankle brachial index as a marker of atherosclerosis in chinese patients with high cardiovascular risk [J]. Hypertension Research, 2006, 29 (1): 23-28.

[14] HE M, QIN X, CUI Y, et al. Prevalence of unrecognized lower extremity peripheral arterial disease and the associated factors in chinese hypertensive adults[J]. Am J Cardiol,2012,110(11): 1692-1698.

[15] HE Y, JIANG Y, WANG J, et al. Prevalence of peripheral arterial disease and its association with smoking in a population-based study in Beijing, China[J]. Journal of Vascular Surgery, 2006,44(2):333-338.

[16] FOWKES F G, HOUSLEY E, CAWOOD E H, et al. Edinburgh artery study: prevalence of asymptomatic and symptomatic peripheral arterial disease in the general population[J]. International Journal

of Epidemiology,1991,20(2):384-392.

[17] HIRSCH A T, CRIQUI M H, TREAT-JACOBSON D, et al. Peripheral arterial disease detection, awareness, and treatment in primary care[J]. JAMA,2001,286(11):1317-1324.

[18] VELESCU A, CLARA A, PENAFIEL J, et al. Peripheral arterial disease incidence and associated risk factors in a mediterranean population-based cohort:the REGICOR study[J]. Eur J Vasc Endovasc Surg,2016,51(5):696-705.

[19] ARONOW W S. Management of peripheral arterial disease of the lower extremities in elderly patients[J]. Journals of Gerontology,2004,59(2):172-177.

[20] NEWMAN A B, SHEMANSKI L, MANOLIO T A, et al. Ankle-arm index as a predictor of cardiovascular disease and mortality in the cardiovascular health study[J]. Arterioscler Thromb Vasc Biol,1999,19(3):538-545.

[21] DIEHM C, SCHUSTER A, ALLENBERG J R, et al. High prevalence of peripheral arterial disease and co-morbidity in 6880 primary care patients:cross-sectional study[J]. Atherosclerosis,2004,172(1):95-105.

[22] KANNEL W B, SKINNER J J, SCHWARTZ M J, et al. Intermittent claudication. incidence in the framingham study[J]. Circulation,1970,41(5):875-883.

[23] ZELLER T. Current state of endovascular treatment of femoropopliteal artery disease[J]. Vasc Med,2007,12(3):223-234.

[24] NESS J, ARONOW W S, AHN C. Risk factors for symptomatic peripheral arterial disease in older persons in an academic hospital-based geriatrics practice[J]. Journal of the American Geriatrics Society,2000,48(3):312-314.

[25] HUGHSON W G, MANN J I, GARROD A. Intermittent claudication:prevalence and risk factors[J]. British Medical J,

1978,1(6124):1379-1381.

[26] SCHROLL M, MUNCK O. Estimation of peripheral arteriosclerotic disease by ankle blood pressure measurements in a population study of 60-year-old men and women[J]. Journal of Chronic Diseases,1981,34(6):261-269.

[27] STOKES J, KANNEL W B, WOLF P A, et al. The relative importance of selected risk factors for various manifestations of cardiovascular disease among men and women from 35 to 64 years old:30 years of follow-up in the framingham study[J]. Circulation,1987,75(6 Pt 2):V65- V73.

[28] ARONOW W S, SALES F F, ETIENNE F, et al. Prevalence of peripheral arterial disease and its correlation with risk factors for peripheral arterial disease in elderly patients in a long-term health care facility[J]. Am J Cardiol,1988,62(9):644-646.

[29] BOUSHEY C J, BERESFORD S A, OMENN G S, et al. A quantitative assessment of plasma homocysteine as a risk factor for vascular disease. probable benefits of increasing folic acid intakes [J]. JAMA,1995,274(13):1049-1057.

[30] MALINOW M R, KANG S S, TAYLOR L M, et al. Prevalence of hyperhomocyst(e)inemia in patients with peripheral arterial occlusive disease[J]. Circulation,1989,79(6):1180-1188.

[31] CLARKE R,DALY L,ROBINSON K,et al. Hyperhomocysteinemia:an independent risk factor for vascular disease[J]. The New England journal of medicine,1991,324(17):1149-1155.

[32] CRIQUI M H, VARGAS V, DENENBERG J O, et al. Ethnicity and peripheral arterial disease:the san diego population study[J]. Circulation,2005,112(17):2703-2707.

[33] FOWKES F G, HOUSLEY E, RIEMERSMA R A, et al. Smoking, lipids, glucose intolerance, and blood pressure as risk factors for peripheral atherosclerosis compared with ischemic heart disease in

the edinburgh artery study[J]. American journal of epidemiology, 1992,135(4):331-340.

[34] BECKMAN J A,CREAGER M A,LIBBY P. Diabetes and atherosclerosis: epidemiology, pathophysiology, and management [J]. JAMA,2002,287(19):2570-2581.

[35] ELHADD T A,ROBB R,JUNG R T. Pilot study of prevalence of asymptomatic peripheral arterial occlusive disease in patients with diabetes attending a hospital clinic[J]. Practical Diabetes International,1999,16(16):163-166.

[36] SELVIN E, MARINOPOULOS S, BERKENBLIT G, et al. Meta-analysis:glycosylated hemoglobin and cardiovascular disease in diabetes mellitus[J]. Annals of internal medicine,2004,141(6):421-431.

[37] JUDE E B, OYIBO S O, CHALMERS N, et al Peripheral arterial disease in diabetic and nondiabetic patients:a comparison of severity and outcome [J]. Diabetes Care, 2001, 24 (8):1433-1437.

[38] MEIJER W T,GROBBEE D E,HUNINK M G,et al. Determinants of peripheral arterial disease in the elderly:the Rotterdam study [J]. Archives of internal medicine,2000,160(19):2934-2938.

[39] JAFF M R,WHITE C J,HIATT W R,et al. An update on methods for revascularization and expansion of the tasc lesion classification to include below-the-knee arteries:a supplement to the inter-society consensus for the management of peripheral arterial disease (TASC Ⅱ)[J]. Journal of Endovascular Therapy,2015,22(5):663-677.

[40] DOTTER C T, JUDKINS M P. Transluminal treatment of arteriosclerotic obstruction. description of a new technic and a preliminary report of its application [J]. Circulation, 1964, 30:654-670.

[41] GR NTZIG A, HOPFF H. Percutaneous recanalization after chronic arterial occlusion with a new dilator-catheter (modification of the Dotter technique) (author's transl) [J]. Deutsche Medizinische Wochenschrift, 1974, 99(49): 2502-2511.

[42] PALMAZ J C, SIBBITT R R, REUTER S R, et al. Expandable intraluminal graft: a preliminary study [J]. Work in progress. Radiology, 1985, 156(1): 73-77.

[43] DAVE B. Recanalization of chronic total occlusion lesions: a critical appraisal of current devices and techniques [J]. J Clin Diagn Res, 2016, 10(9): OE01-OE07.

[44] BHATT H, JANZER S, GEORGE J C. Crossing techniques and devices in femoropopliteal chronic total occlusion intervention [J]. Cardiovasc Revasc Med, 2017, 18(8): 623-631.

[45] JOYAL D, THOMPSON C A, GRANTHAM J A, et al. The retrograde technique for recanalization of chronic total occlusions: a step-by-step approach [J]. JACC Cardiovasc Interv, 2012, 5(1): 1-11.

[46] CONTE M S, POMPOSELLI F B, CLAIR D G, et al. From the society for vascular surgery practice guidelines for atherosclerotic occlusive disease of the lower extremities: management of asymptomatic disease and claudication [J]. J Vasc Surg, 2015, 61(3): 661-662.

[47] MURADIN G S, BOSCH J L, STIJNEN T, et al. Balloon dilation and stent implantation for treatment of femoropopliteal arterial disease: meta-analysis [J]. Radiology, 2001, 221(1): 137-145.

[48] KATSANOS K, TEPE G, TSETIS D, et al. Standards of practice for superficial femoral and popliteal artery angioplasty and stenting [J]. Cardiovasc Intervent Radiol, 2014, 37(3): 592-603.

[49] ACIN F, DE H J, BLEDA S, et al. Primary nitinol stenting in femo-

ropopliteal occlusive disease: a meta-analysis of randomized controlled trials[J]. Journal of Endovascular Therapy, 2012, 19(5):585-595.

[50] BOLIA A, BRENNAN J, BELL P R. Recanalisation of femoropopliteal occlusions: improving success rate by subintimal recanalisation[J]. Clinical Radiology, 1989, 40(3):325-325.

[51] SIABLIS D, DIAMANTOPOULOS A, KATSANOS K, et al. Subintimal angioplasty of long chronic total femoropopliteal occlusions: long-term outcomes, predictors of angiographic restenosis, and role of stenting [J]. Cardiovascular & Interventional Radiology, 2012, 35(3): 483-490.

[52] HONG S J, KO Y G, SHIN D H, et al. Outcomes of spot stenting versus long stenting after intentional subintimal approach for long chronic total occlusions of the femoropopliteal artery[J]. JACC Cardiovasc Interv, 2015, 8(3):472-480.

[53] MARKOSE G, BOLIA A. Subintimal angioplasty in the management of lower limb ischaemia [J]. Journal of Cardiovascular Surgery, 2006, 47(4):399-406.

[54] CHO S K, DO Y S, SHIN S W, et al. Subintimal angioplasty in the treatment of chronic lower limb ischemia[J]. Korean Journal of Radiology, 2006, 7(2):131-138.

[55] MET R, LIENDEN K P V, KOELEMAY M J W, et al. Subintimal angioplasty for peripheral arterial occlusive disease: a systematic review[J]. Cardiovascular & Interventional Radiology, 2008, 31(4):687-697.

[56] ROCHA-SINGH K J, ZELLER T, JAFF M R. Peripheral arterial calcification: prevalence, mechanism, detection, and clinical implications [J]. Catheterization & Cardiovascular Interventions Official Journal of the Society for Cardiac Angiography & Interventions, 2014, 83(6):E212-E220.

[57] SHAMMAS N W, COINER D, SHAMMAS G A, et al. Percutaneous lower-extremity arterial interventions with primary balloon angioplasty versus Silverhawk atherectomy and adjunctive balloon angioplasty: randomized trial [J]. Journal of Vascular & Interventional Radiology, 2011, 22(9): 1223-1228.

[58] RAMAIAH V, GAMMON R, KIESZ S, et al. Midterm outcomes from the TALON Registry: treating peripherals with SilverHawk: outcomes collection [J]. Journal of endovascular therapy: an Official Journal of the International Society of Endovascular Specialists, 2006, 13(5): 592-602.

[59] MCKINSEY J F, ZELLER T, ROCHA-SINGH K J, et al. Lower extremity revascularization using directional atherectomy: 12-month prospective results of the DEFINITIVE LE study [J]. Jacc Cardiovasc Interv, 2014, 7(8): 923-933.

[60] GARCIA L A, JAFF M R, ROCHA-SINGH K J, et al. A Comparison of clinical outcomes for diabetic and nondiabetic patients following directional atherectomy in the DEFINITIVE LE claudicant cohort [J]. Journal of Endovascular Therapy, 2015, 22(5): 701-711.

[61] ZELLER T, RASTAN A, SIXT S, et al. Long-term results after directional atherectomy of femoro-popliteal lesions [J]. J Am Coll Cardiol, 2006, 48(8): 1573-1578.

[62] CAWICH I, PAIXAO A R, MARMAGKIOLIS K, et al. Acute and intermediate-term results of optical coherence tomography guided atherectomy in the treatment of peripheral arterial disease: Initial results from the VISION trial [J]. Cardiovascular Revascularization Medicine, 2016, 17(7): 463-467.

[63] ZELLER T, KRANKENBERG H, STEINKAMP H, et al. One-year outcome of percutaneous rotational atherectomy with aspiration in infrainguinal peripheral arterial occlusive disease: the multicenter

pathway PVD trial[J]. Journal of Endovascular Therapy: an Official Journal of the International Society of Endovascular Specialists,2009,16(6):653-662.

[64] MEHTA M, ZHOU Y, PATY P S, et al. Percutaneous common femoral artery interventions using angioplasty, atherectomy, and stenting[J]. Journal of Vascular Surgery,2016,64(2):369-379.

[65] WISSGOTT C, KAMUSELLA P, ANDRESEN R. Treatment of chronic occlusions of the iliac or femoropopliteal arteries with mechanical rotational catheters[J]. Fortschr RÖntgenstr,2011,183(10):945-951.

[66] DATTILO R,HIMMELSTEIN S I,CUFF R F. The COMPLIANCE 360° Trial: a randomized, prospective, multicenter, pilot study comparing acute and long-term results of orbital atherectomy to balloon angioplasty for calcified femoropopliteal disease[J]. Journal of Invasive Cardiology,2014,26(8):355-360.

[67] DIPPEL E J, MAKAM P, KOVACH R, et al. Randomized controlled study of excimer laser atherectomy for treatment of femoropopliteal in-stent restenosis: initial results from the EXCITE ISR trial(EXCImer laser randomized controlled study for treatment of femoropopliteal in-stent restenosis)[J]. Jacc Cardiovasc Interv,2015,8(1):92-101.

[68] LAIRD J R,ZELLER T,GRAY B H,et al. Limb salvage following laser-assisted angioplasty for critical limb ischemia: results of the LACI multicenter trial[J]. Journal of Endovascular Therapy,2006,13(1):1-11.

[69] SCHEINERT D, JR L J, SCHRÖDER M, et al. Excimer laser-assisted recanalization of long, chronic superficial femoral artery occlusions[J]. Journal of Endovascular Therapy, 2001, 8 (2): 156-166.

[70] DAVE R M,PATLOLA R,KOLLMEYER K,et al. Excimer laser

recanalization of femoropopliteal lesions and 1-year patency: results of the CELLO registry[J]. Journal of Endovascular Therapy,2009,16(6):665-675.

[71] FUJIHARA M, TAKAHARA M, SASAKI S, et al. Angiographic dissection patterns and patency outcomes after balloon angioplasty for superficial femoral artery disease[J]. Journal of Endovascular Therapy,2017,24(3):367-375.

[72] SCHORN I, MALINOFF H, ANDERSON S, et al. The Lutonix (R) drug-coated balloon: A novel drug delivery technology for the treatment of vascular disease[J]. Adv Drug Deliv Rev,2017,112:78-87.

[73] SCHROE H, HOLDEN A H, GOUEFFIC Y, et al. Stellarex drug-coated balloon for treatment of femoropopliteal arterial disease-The ILLUMENATE Global Study:12-Month results from a prospective,multicenter,single-arm study[J]. Journal of Vascular Surgery,2018,67(2):675.

[74] BRODMANN M, KEIRSE K, SCHEINERT D, et al. Drug-Coated balloon treatment for femoropopliteal artery disease: The IN. PACT global study de novo in-stent restenosis imaging cohort[J]. JACC Cardiovasc Interv,2017,10(20):2113-2123.

[75] MICARI A,NERLA R,VADALA G,et al. 2-Year results of paclitaxel-coated balloons for long femoropopliteal artery disease: evidence from the sfa-long study[J]. JACC Cardiovasc Interv,2017,10(7):728-734.

[76] CIOPPA A,STABILE E,POPUSOI G,et al. Combined treatment of heavy calcified femoro-popliteal lesions using directional atherectomy and a paclitaxel coated balloon: one-year single centre clinical results [J]. Cardiovasc Revasc Med,2012,13(4):219-223.

[77] DAKE M D, ANSEL G M, JAFF M R, et al. Paclitaxel-eluting

stents show superiority to balloon angioplasty and bare metal stents in femoropopliteal disease: twelve-month Zilver PTX randomized study results[J]. Circ Cardiovasc Interv,2011,4(5):495-504.

[78] DAKE M D, ANSEL G M, JAFF M R, et al. Durable clinical effectiveness with paclitaxel-eluting stents in the femoropopliteal artery:5-year results of the zilver PTX randomized trial [J]. Circulation,2016,133(15):1472-1483.

[79] CHOMEL S, DOUEK P, MOULIN P, et al. Contrast-enhanced MR angiography of the foot: anatomy and clinical application in patients with diabetes[J]. AJR Am J Roentgenol,2004,182(26): 1435-1442.

[80] GRAZIANI L, SILVESTRO A, BERTONE V, et al. Vascular involvement in diabetic subjects with ischemic foot ulcer: a new morphologic categorization of disease severity[J]. Eur J Vasc Endovasc Surg,2007,33(4):453-460.

[81] NORGREN L, HIATT W R, DORMANDY J A, et al. Inter-Society consensus for the management of peripheral arterial disease (TASC Ⅱ)[J]. J Vasc Surg,2007,45(1):S5-S67.

[82] MILLS JL S R, CONTE M S, ARMSTRONG D G, et al. The Society for vascular surgery lower extremity threatened limb classification system: risk stratification based on wound, ischemia, and foot infection(WIfI)[J]. J Vasc Surg,2014,59(1):220-234.

3 静脉性创面的血管外科处理

3.1 下肢静脉倒流性疾病

3.1.1 概述

3.1.1.1 定义

下肢静脉性倒流性疾病,是指在各种因素影响下,下肢静脉内出现异常的血液倒流,最终形成以下肢酸胀、水肿、静脉曲张、色素沉着、慢性溃疡等的系列综合征。静脉性皮肤溃疡定义:位于足靴区的慢性静脉病引起的皮肤全层缺损(图3.1、图3.2)。这种溃疡通常是一个慢性病理过程,可迁延不愈,愈合后也常多次复发,导致患者身心受损,生活质量受到严重影响。

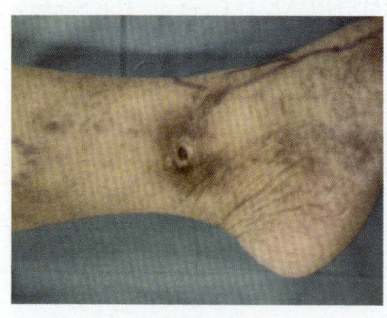

图3.1 足踝区静脉性溃疡(小)

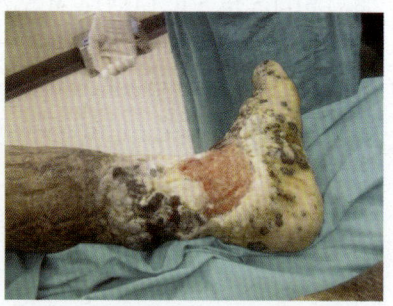

图3.2 足踝区静脉性溃疡病(大)

3.1.1.2 流行病学

美国流行病学研究发现,根据不同年龄段,下肢皮肤营养性病变发病率达 2.3%~10.3%，静脉曲张发病率达 16.9%~29.9%。澳大利亚调查发现，在出现下肢皮肤营养改变的慢性下肢静脉病变患者中，约 56% 出现皮肤溃疡。而英国、美国等的资料表明，成年人中慢性静脉性下肢溃疡发病率约为 1%，且随年龄增长而上升，65 岁以上人口达 3.6%。单是治疗慢性静脉溃疡的医药费即占全民医药总费用的 1%~2%。因而从医学、社会学、经济学等各方面考虑，有效治疗静脉性下肢皮肤溃疡并防止其复发是非常有意义的工作。

3.1.1.3　发病机制

直立时，静脉血液的回流动力由右心房舒张的负压、吸气时的胸腔扩张形成的负压、小腿肌群收缩、腹部呼吸时对下腔静脉的压迫与舒张、下肢静脉瓣膜的单向导流阀功能共同形成。这些功能因各种因素无法正常完成时，即可产生静脉倒流。例如，下肢静脉壁和（或）瓣膜功能不全、深静脉血栓后、静脉炎、髂静脉受压综合征、先天性静脉疾患、下肢外伤或手术导致小腿肌肉舒缩障碍、神经性病变等，常见的危险因素还有年龄增加、肥胖、外伤、手术、妊娠、肿瘤、感染等。上述各种因素可以单独或协同导致静脉倒流、足靴区静脉淤血及静脉高压，引致局部组织渗出增加，包括纤维蛋白渗出与沉积、红细胞游出毛细血管壁，或毛细血管微血栓，最终引发炎症反应及组织缺氧，导致皮肤各种病变，溃疡出现且迁延不愈。

3.1.1.4　分类分级

静脉性溃疡不是孤立的疾病，而是下肢静脉系统性病变的后果，国际上目前通用的判断、描述、诊断标准为 CEAP 分级法，即临床、病因、解剖和病理生理学分类（clinic, etiologic, anatomic and pathophysiological classification, CEAP），其中 C 代表临床分级，共分为 C0~C6 级。溃疡活动期定义为 C6 级，溃疡愈合期定义为 C5 级。

3.1.1.5　诊断

静脉倒流病变存在，且可除外动脉性、外伤等因素，下肢出现慢性溃疡,可诊断为静脉性溃疡。特点:溃疡不仅表现为表皮破损、引起疼痛,且可向周围、深部蔓延,一般深达全层皮肤时才能认定。溃疡导致周围皮肤组织充血、水肿、疼痛,创面可有渗液、渗血,感染后可渗出脓液,涉及腱鞘和肌腱等组织可影响肢体运动,创面也可深入骨质导致骨髓炎,向其他深部组织蔓延导致深部脓肿,更严重情况下可出现全足坏死。有时溃疡表面结痂,不能称为愈合,而是渗出液减少、干结形成的假性"愈合",轻微碰擦或换药时极易破损甚至出血。创面肉芽在护理、换药不当时也可导致肉芽过度生长、纤维化,反而影响表皮爬生,迁延不愈。

3.1.1.6 手术指征

静脉性溃疡即为进行下肢静脉手术的指征。

3.1.2 治疗

3.1.2.1 疗法简介

下肢静脉溃疡的治疗分为保守治疗、创面治疗、静脉手术3类。其中,保守治疗包括抬高患肢、持续性压力治疗(弹力袜和弹力绷带)、药物治疗(如静脉活性药物、微循环活性药物)、再生医学疗法(如干细胞)、理疗(如高压氧、电刺激、循环压力驱动、震波疗法等)。创面治疗包括局部换药(包括功能敷料和局部应用的促创面愈合药物)、各种清创、引流、持续负压吸引、功能敷料、再生医学疗法、植皮、矫形等。静脉手术方面,经过近百年的探索和经验积累,许多手术方式已经逐渐少用甚至淘汰,例如腰交感神经节切除/断术、脊髓刺激、Linton术、深静脉瓣膜修复(内、外修复以及肌袢成形)、带瓣静脉移植,等等。当前常用的手术有广泛开展的大隐静脉高位结扎+剥脱术、穿支静脉结扎术、浅静脉点式抽剥术、通过能量转换对浅静脉进行毁损的手术,如激光或射频灼闭术、电灼闭术、冷冻术等。还有通过化学药物损伤血管内膜诱发浅静脉闭锁的手术,如硬化剂静脉内注射术、硬化剂穿支注射术,等等。

本章仅选择当前临床常用的、应用比较广泛的针对静脉的手术方法进行简介，关于创面清创、扩创、引流、矫形、皮瓣转移、皮肤移植等针对创面的手术不作论述。

针对静脉手术的目的：出现下肢静脉溃疡情况下，进行下肢静脉手术的目的主要是解除症状，改善外观，促进溃疡愈合。前者包括解除下肢不适，如胀、痛、酸、肿等，后者包括改善皮肤病理改变（硬化、色素沉着、皮革样变、溃疡等）改善、消除静脉曲张、扩张网状浅静脉以及毛细血管，最终促进溃疡愈合。

迄今为止，尚无单一方法可以适合所有下肢浅静脉功能不全病变，因而，如何选择最适合患者的方法并无定论。通常要考虑治疗医师的理论、技能，对某些方法的熟知程度以及患者病变情况、心理需求，等等，做到个体化决策。但最终起决定作用的因素还是患者病变的解剖特点及病理生理需求。任何手术方式均有侧重点。例如，以消除浅静脉为主、以消除穿支反流为主、以促进创面愈合为主，等等。

3.1.2.2 大隐静脉高位结扎+剥脱/抽剥术

大隐静脉高位结扎+剥脱/抽剥术是最常用的下肢浅静脉曲张常规手术方式，是近几十年的手术"金标准"。

(1) **术前准备** 术前超声检查深静脉和瓣膜形态与功能。常规术前检验，除外传染病、出血或血栓倾向，清洗皮肤，剃毛。溃疡周围皮肤大片红肿者首先卧床、换药、消肿、控制感染，平稳后手术。

(2) **手术过程** 全麻、腰麻、硬膜外麻、神经干阻滞等均可。患者平卧，消毒全部下肢，包括足趾、足底，消毒区域上缘需达脐上。铺手术单，暴露患肢全长，腿稍外旋、膝关节弯曲45°，膝关节外下方垫小枕。腹股沟斜纹下方2 cm、股动脉搏动点内侧2 cm处为中心，平行腹股沟斜纹切开皮肤1~3 cm（根据皮下脂肪厚度），于脂肪层偏深部游离，找到大隐静脉汇入股静脉段。注意保护深筋膜完整性，并且于深筋膜开口处可见深部的股静脉。游离大隐静脉周围属支并结扎离断。距深筋膜0.5 cm处双重结扎并离断大隐静脉。远端暂时钳夹防止出血。于内踝前方大隐静脉处切开皮肤1 cm，游离大隐静脉，钳夹切断，远端双重结扎，近端提起，取合适口径相匹配的静脉抽剥器伸入大隐静脉,小心上行直到腹股沟区大隐静脉断端,出头后将静脉捆扎于抽剥器颈部。另一端用力抽拽,将大隐静脉全程抽出。助手以纱布压迫空虚的皮下腔隙。有时静脉病变严重导致拽断,可取下抽剥出的静脉,拉直后在腿部测量,找到断端,增加切口二次抽剥。如果最初上行时即有阻碍,可在阻碍区隔皮触摸到头端,切开皮肤,游离静脉,将头端穿出进行抽剥,如此分段抽剥直到全程大隐静脉抽剥完成。缝合切口,以纱布覆盖,弹力绷带包扎。

(3)术后处理　根据皮肤病变的严重程度不同,术后 1~3 d 可更换弹力袜。弹力袜连续穿着不少于 1 个月。皮肤溃疡局部保持清洁并换药。必要时使用功能敷料促进愈合。

(4)术后随访　术后 1 个月内随访,包括观察创面、皮肤、溃疡愈合情况,超声复检。术后 6 个月及以后每年复诊 1 次。

(5)讨论　本术式作为"金标准",在我国也已经开展数十年,是血管外科医师、普外科医师必备技能。优点是将大隐静脉全程进行了剥除,缺点是仍有部分属支难以剥脱。另外,该手术不能彻底根除皮肤的脂质硬化、皮革样变。

改良 1:近来有人发现腹股沟区属支全部切断后反而导致血流回流障碍、淤血,从而造成新生静脉曲张。因此主张不再结扎切断属支。

改良 2:还有学者改良为大腿段抽剥,小腿段采用其他手术方法。

改良 3:也有学者主张膝下抽剥即可,无须大腿段抽剥。

作者认为,缩小手术的大方向是值得推荐的,但前提是要保证结果,因而按照病变范围、程度、类型个体户选择手术方式为好。具体是在造影或超声准确判定病变浅静脉范围之后决定是否缩减、如何缩减、如何改良手术方式和手术范围。

3.1.2.3　膝下(小腿)曲张静脉点式结扎/抽剥/切除术

该方法自 20 世纪七八十年代逐渐开展,目的是缩小手术范围,减少皮肤、神经损伤并发症,并且补充单纯主干抽剥不能消除的属支曲张。

(1) **术前准备**　术前超声检查深静脉和瓣膜形态与功能。常规术前检验,除外传染病、出血或血栓倾向,清洗皮肤、剃毛。溃疡换药控制感染。最后增加一个皮肤画线步骤:患者站立位,以记号笔沿曲张静脉皮肤画线标记。如果曲张静脉不明显,可嘱患者走动 5～10 min,待曲张静脉突出时画线。

(2) **手术方法**　麻醉、消毒、铺单、体位同前。膝内侧大隐静脉处皮肤小切口,结扎切断该静脉。分别沿小腿区域大隐静脉以及曲张的属支静脉走行方向,间隔 3 cm 左右以刀片在皮肤上戳孔,小心分离暴露皮下的曲张静脉,蚊式止血钳或特制分离钩将静脉拉出切口,两把蚊式止血钳钳夹,中间切断,两端结扎。如此反复在各处病变位置进行结扎,直至全部画线区域得到处理。助手注意压迫止血。结束后各切口以输液敷贴粘敷即可,无须缝合。纱布覆盖,弹力绷带包扎。

(3) **术后处理**　手术后 1 d 改弹力袜后可以出院。局部溃疡处理同前。

(4) **术后随访**　同 3.1.2.2。

(5) **讨论**　本方法的术前画线步骤极为关键,注意勿遗漏。否则在术中平卧+麻醉状态下,曲张静脉可以瘪陷,导致手术遗漏部分病变的曲张静脉,而术后其他的曲张静脉被消除之后,这些遗漏的曲张静脉更显得非常突出,可导致患者对治疗结果的严重误判。本法对大腿段主干通常不做处理。如术前检查发现大腿区域大隐静脉有病变,可以在腹股沟区大隐静脉汇入深静脉处做一小切口,仅做大隐静脉高位结扎离断,也可以在病变区域小切口局部切断大隐静脉。点式方式单纯结扎肉眼可见的曲张静脉,可遗漏穿支以及主干静脉病变,因而有一定复发率。推荐结合前述的主干静脉抽剥手术。对于点式区域静脉切除,术前画线可以改为标记静脉团的边缘即可,无须严格按曲张静脉走行表面画线。

改良 1:有学者按次序在皮肤戳孔,将静脉残端推入下一个切口方向,并从下一个切口拉出。如此接力,可利用多个小切口将长段静脉切除,可以称作微创/小切口/点式切口静脉切除/抽剥术。

改良2:仅在曲张集中区域的中央做1 cm左右皮肤切口,以止血钳沿皮箱向四周分离,提起曲张静脉卷于止血钳,边向外拉边进行进一步分离,最后将静脉扯断拉出切口。如此可将以切口为中心直径10余厘米范围的曲张静脉全部切除。一般小腿部3个切口即可满足全部曲张静脉切除的要求。助手需注意压迫皮下空隙。皮下缝合后,皮肤不用缝合,仅用敷贴粘敷即可。这种方式可称作点式切口浅静脉区域性切除术。

3.1.2.4 激光/微波/射频大隐静脉腔内腔内灼闭术

为达到创伤更小、并发症更少的效果,有学者采用电凝、激光、微波、射频等能量装置深入浅静脉腔内,利用能量转换成热能导致静脉灼闭,从而消除静脉曲张、治愈溃疡。最早尝试是波兰外科医生在1964年采用电凝方法,烧灼曲张静脉。但因并发症较多而未能广泛应用。1990—2000年间,有人开始使用激光、微波、蒸汽等能量来源获得较好临床效果,近十余年来几乎替代了穿通的抽剥术金标准。

(1)**术前准备** 术前超声检查深静脉和瓣膜形态与功能。常规术前检验,除外传染病、出血或血栓倾向,清洗皮肤、剃毛。溃疡换药控制感染。最后增加一个皮肤画线步骤:患者站立位,以记号笔沿曲张静脉皮肤画线标记。如果曲张静脉不明显,可嘱患者走动5~10 min,待曲张静脉突出时画线。

(2)**手术过程** 麻醉、体位、消毒、铺单同前。具体过程以激光为例:内踝处18 G套管针穿刺隐静脉,植入直径889 μm(0.035 in)、长度150 mm超滑导丝,取5 F或6 F直头导管,头端置于腹股沟斜纹附近大隐静脉汇入点,在内踝处剪断导管。沿导丝置入导管,推送至导管尾端5~10 cm外露时,撤出导丝,以激光光纤沿导管送入腹股沟斜纹下方,可透过皮肤看到头端光斑移动。在此过程中,助手将隔离液注射于静脉和表皮之间。撤回导管约5 cm,发射激光。不同生产商制造的设备略有区别(持续发光、脉冲发光),根据其特点调整合适能量值,均匀后撤导管与光纤对静脉进行烧灼。至膝下、小腿下段时,逐渐减少能量值,防止皮肤灼伤。助手跟随后撤的光斑压迫路径。通常可见到凸起的静脉消失甚至导致路径皮肤略有皱缩。后撤10~20 cm后可以轻轻再向上推动光纤。如能推动,说明未达闭塞目标,可以再次发射激光烧灼。最后拔出光纤与导管,压迫止血。对于属支,可采用套管针穿刺,直接将光纤引入套管针内,后撤针套2~3 cm,发射激光烧灼属支。

(3)**术后处理** 厚纱布敷料覆盖下肢全程,弹力绷带绑缚。术后麻醉作用消失后即可下床活动,第2天出院。

(4)**随访** 术后1周复查,了解是否存在并处理皮肤并发症(水疱、淤血、感染等);1个月复查超声,了解是否存在浅静脉复通。随后间隔6个月及以后每年复查。

(5)**讨论** 与传统的切开、抽剥术相比,激光、微波、射频等能量转换毁损浅静脉的技术创伤大大减少,获得了医生与患者双方广泛接受。术前画线是保证手术效果的关键之一,切勿忽视。皮肤轻微损伤(主要是灼伤)是难以避免的并发症,需综合考虑皮下脂肪厚度、皮肤病变严重程度、能量源特点(例如频率、波长)、烧灼点行进速度等多种因素。

改良:经多年应用,技术熟练者可以尝试省略皮内注射隔离液,并未明显增加皮肤损伤并发症。主干静脉曲张较轻者,甚至省略导丝导管,直接进入光纤。如推送至小腿上段受大量曲张静脉所阻,可局部切口控制静脉,分段灼闭,局部还可点式区域切除曲张静脉。许多术者苦于穿刺曲张严重以及成团的曲张静脉属支,往往在此步骤耗费大量的时间。推荐串状穿刺,针头无论是否留在曲张静脉管腔内,只要穿过静脉即可,每针可多次穿入穿出静脉。激光能量可串珠样毁损静脉,达到同样的治疗效果,而时间可大大缩短。另外一个改良技术是采用多个穿刺针,助手穿刺曲张静脉区域,术者进行激光烧灼,也可大大提高手术效率。

3.1.2.5 下肢浅静脉机械清除术(机械刨吸术)

这是一种利用机械动力锐性粉碎皮下曲张静脉并将碎屑吸除的方法,所用设备包含一个可以进入皮下的硬质光源、一个机械旋转带负吸的杆状刀头,两者分别连接冷光源机和机械驱动主机。利用光源在皮下照射,可在皮外通过肉眼看到曲张静脉的阴影,然后操控机械刀头将曲张静脉搅碎吸出。该法可单独使用,也可与高位结扎抽剥术或其他术式联用。尤其适用于仅表现为属支成区域或成团曲张的类型。

(1)术前准备　画线时无须按曲张走行,只需用虚线将成片、成团静脉曲张区域界限标记即可。其他同 3.1.2.3。

(2)手术过程　全麻、腰麻、硬膜外阻滞、神经干阻滞、局麻均可。体位、消毒、铺单同前。连接设备,并联生理盐水液体,导管接于刀头手柄的接口。手指按钮开动刀头确认机械正常运作后,以尖刀片在曲张静脉区域上下方 2 cm 处皮肤分别戳孔,分别导入光源与刀头。打开光源,可见皮下曲张静脉阴影。控制刀头对准阴影,开口朝向皮肤,开动器械,刀头旋转,将静脉搅碎。同时灌洗并吸出碎屑。助手注意压迫所产生的皮下空隙。可更换方向重复切除抽吸。逐步将全部的曲张静脉团吸出。渗血多者可皮片引流。皮内缝合切口。盖纱布敷料,弹力绷带包扎,自足尖至大腿根部。

(3)术后处理及随访　术后鼓励早活动、多行走,促进残存渗血渗液引出或吸收。术后 1~3 d 无渗出后更换弹力袜,出院。术后 1 个月复诊,之后 6 个月及以后每年复诊。

(4)讨论　该术式通过将曲张静脉皮下清除而解决症状,局部消除得非常彻底,但溃疡下方组织瘢痕粘连严重,常常无法达到清除效果,而且皮肤和创面容易损伤。而相对较细巧的机械旋转刀头面对粗大的隐静脉主干时,切除搅碎比较吃力,有时需增加切口采用常规抽剥或切除、结扎。另外,术中需要大量灌洗液注入皮下腔隙,不利于止血,也容易积液。术中压迫、术后压力包扎要仔细。成团曲张静脉位于隐神经途径时,该神经可受到损伤,术后小腿前内侧皮肤区域感觉障碍,较难恢复。

3.1.2.6　硬化剂浅静脉腔内注射

液体硬化剂注射治疗静脉曲张已经有超过 100 年历史。Linser(1911 年)、Sicard(1916 年)开始探索将并发症较少的物质作为硬化剂治疗静脉曲张。1944年,Orbach介绍了一种新的硬化疗法,在硬化剂注入静脉之前,先注入一小段空气,将血管中的血液驱离,然后未经稀释的药物注入后直接损伤血管内膜,减少血液稀释对疗效的降低。他称此方法为"空气阻塞"。随后几十年间,此方法逐渐改良为药物泡沫注射。1993年,Cabrera在前人采用多种硬化剂治疗静脉曲张以及静脉畸形的基础上,最先尝试将硬化剂混合二氧化碳制成泡沫状态,并在超声引导下直接注入病变浅静脉,经临床应用取得了良好效果,迅速在国际范围内传播应用,并引发了单独应用还是与其他手术方法联用的疗效对比研究。2002年Tessari利用两个注射器连接于一个三通用于混合空气和硬化剂,并获得了方法专利。该方法简单易控,大大简化了泡沫硬化剂注射前的准备事项,为该技术的推广起到了重要作用。

(1) **术前准备** 超声探测深静脉通畅情况,术前肥皂清洗皮肤,剃毛。于治疗间配备倾斜床、超声机、抢救设施、吸氧设施等。换药车铺无菌单,准备5 ml、10 ml或20 ml注射器2具,三通,头皮针,硬化剂(目前国内常用1%~3%聚多卡醇溶液)2 ml。与空气以体积比1∶4按Tessari法混匀。

(2) **手术过程** 患者斜坡平卧或半侧卧暴露曲张静脉。患者也可以坐于床边,小腿自然垂于床下。无须麻醉,于大腿下段穿刺大隐静脉主干,注射2 ml泡沫硬化剂,超声监测药物在静脉内上行直到大隐静脉汇入股静脉附近,探头压闭汇入点大隐静脉3 min,待硬化剂凝固不再移动后,于膝部及小腿区域大隐静脉逐段穿刺注射硬化剂,每点注射不超过2 ml。属支尽量小心穿刺少量注射药物。如果泡沫产生沉淀,变回溶液,则再次Tessari法混匀,产生细密泡沫后使用。注意注药前必须看到回血。近来也有倾向自足踝及足背逐段向上注射浅静脉的做法,但应避免针头位于穿支附近或直接刺入穿支。细小属支内注射时,一般改用5 ml注射器,每个穿刺点注射药物少于0.5 ml,粗略估算,看到硬化剂进入血管静脉后即结束推注。拔出针头后纱布按压。全部注射完成后,弹力绷带自足趾到大腿根部均匀绑缚。如症状较轻,CEAP分级小于4级,可将注射点以输液敷贴遮盖后直接套穿弹力袜。术后卧床 30 min(防止走动时肌肉收缩导致可能产生的血栓游走),对于 CEAP 0~1 级、未进行主干硬化者,可以直接行走,即可出院。

(3)**术后处理及随访** 术后弹力袜或弹力绷带至少应用 4 周,超声随访时间为分别间隔 3 个月、6 个月及以后每年。

3.1.2.7 其他针对局部静脉曲张的非主流术式

(1)**浅静脉皮内缝扎术** 主要针对非成团或非成片型的下肢浅静脉曲张。以三棱针可吸收线在静脉边缘进针穿透皮肤,于静脉深面穿过,穿出皮肤。再折返从穿出的针孔进针,在静脉浅面跨过,在最初进针的针孔穿出。于皮内打结,紧贴线结剪线,将线结稍稍推入皮内,完成一个皮内缝扎。沿静脉间隔 2~3 cm 重复皮内缝扎,直到全部曲张静脉被结扎。曲张严重区域稍密集一些,曲张轻的地方适度稀疏一些。本法在明显皮革样变、湿疹样变、瘢痕化皮肤区域不适合,成片成团或穿支严重病变的区域效果也不理想。可作为其他方式的补充。

(2)**溃疡皮肤环缝术** 主要针对活动性溃疡周围严重皮革样变、难以识别皮下浅静脉走行或严重瘢痕化导致皮下静脉与皮下组织成饼状难以分离者。具体操作:在溃疡边缘外 1 cm、2 cm 处,以溃疡中心为圆心画两个圈(熟练后可仅凭估计无须画线),沿线做皮肤+皮下组织间断缝合,每针均打结。针距 1 cm,每针 1 cm。两圈的缝线交互错开。10 d 左右拆线。此方法可算作溃疡周围皮下静脉"盲目缝扎",在目前各种新型设备技术条件下已经趋于淘汰。但偏远地区基层卫生单位无其他条件者可针对溃疡试用。注意缝线张力不要太高,否则可切割皮肤,产生新的溃疡。

3.1.2.8 Linton 手术

该手术主要针对下肢静脉穿支设计。下肢静脉穿支(perforator)最早由一位俄国解剖学家 Loder 在 1803 年进行了描述。百年后,Remy(1901 年)和 Meison(1932 年)在他们的书中关于下肢静脉曲张的描绘采用了 Loder 的图片,由此下肢静脉穿支的概念得以传播。Linton(1938年)发表的里程碑式文章中,对前人的解剖描述的准确性有所质疑,用自己的临床经验进行了解剖学的补充,对穿支的病理生理意义进行了大胆推测,即穿支功能不全可能是导致下肢皮肤溃疡的重要因素。于是他开创一种所谓下肢静脉曲张根治性手术方式,成为至今80余年来针对下肢静脉曲张的手术标杆。几乎所有的改良术式都将他的术式作为对照。

(1)术前准备　首先要消除皮肤感染与水肿6周以上。有溃疡者必须进行创面细菌培养。具体方案是卧床、抬高患肢并加压包扎的方法。如果溃疡太大,可以皮片移植覆盖。溃疡、感染、水肿消除后,进行大隐静脉高位结扎切断术。绷带加压2周后可以下床走动,经过总计6周时间,就获得了穿支结扎术的时机。

(2)麻醉　腰麻。

(3)体位　根据拟结扎穿支的位置选择体位。例如:拟行胫前内侧组穿支结扎者,患肢侧卧位,采用内侧切口;拟行前外侧组穿支结扎者,平卧位,采用前侧切口;拟行外侧组穿支结扎者,俯卧位,采用外侧切口。

(4)手术方法　切口需平行于小腿纵轴,切开深度需达深筋膜下方,直至肌肉肌腱。许多曲张的浅静脉位于切开途径中,切断并结扎之。为防止术中损伤切缘,以纱布连续丝线缝合与皮肤以保护该切缘。

1)内侧切口:下方必须达到内踝下缘水平,止于跟骨内侧结节。上方达到胫骨上缘水平,胫骨内侧缘后方约一拇指宽度。注意保持刀口呈直线,即使途径皮肤陈旧瘢痕甚至溃疡区域。少数病例可以少许偏离直线呈弧线以顾及愈合溃疡的边缘,但向后弯曲时不能太远,以防皮肤前片游离过多不愈合。完全切开深筋膜后,可见腓肠肌和比目鱼肌位于刀口中上2/3段,下1/3可见跟腱、深筋膜覆盖的胫后神经、胫后动脉、胫后静脉,以及胫骨腱膜、趾长屈肌及其肌腱。耙状拉钩拉开刀口前片(切勿采用止血钳钳夹皮肤边缘),于深筋膜下方朝向胫骨内侧缘游离,直到穿支出现。在刀口的上1/3区域,游离该穿支并于深筋膜下方结扎之。有些交通动脉非常细小,无须保留。留意最上方比目鱼肌中穿出的细小穿支,勿遗漏。创面中下段的穿支静脉最常出现功能不全。在此区域暴露出胫后静脉,容易沿其寻找穿支。内踝后方的游离比较困难,因为皮肤紧绷,难以牵开。胫后血管和神经恰位于此处深筋膜下方,注意勿损伤。此处的胫后静脉常表现得略微粗大、弯曲,注意勿将其当作曲张的交通支而结扎。结扎了内侧所有穿支后,再小心将胫骨内侧缘完全暴露。此步骤可以发现汇入胫前静脉的穿支。进一步游离比目鱼肌内侧肌群,可以发现刀口上半段汇入胫前静脉的穿支。这些穿支结扎较为困难,因为离胫骨太近。只扎那些粗大穿支,细小口径的可以不扎。在刀口上半段后方把腓肠肌拉开可暴露位于该肌肉两个头之间汇入腘静脉的穿支。全部结扎完成后,以生理盐水彻底冲洗创面,间断缝合深筋膜。细线缝合皮肤。

2)前侧切口:沿胫腓骨之间中线切口,上缘达腓骨小头水平,下缘达外踝。其他操作与前述内侧切口类似。

3)外侧切口:起自外踝后方与跟骨结节之间,垂直上行至小腿上1/3处。其余步骤不赘述。

(5)**术后管理** 包扎后,腿后方打石膏托固定,足背屈90°。根据创面愈合情况,卧床10~14 d。前10 d一般不换辅料,除非有感染迹象。大约12 d后拆线。

患者下床活动后可能出现下肢水肿。可采用以下措施:首先,每天3~4次肢体训练,恢复小腿张力并预防水肿。肢体训练采用Buerger法,抬腿30°~40°,坚持3 min,然后垂于床边2 min,然后放平休息5 min。如此一组3~6次,每天3~4组。其次,自黏性弹力绷带自足趾至膝上绑缚。最后,坐位时腿置于对面凳子呈水平位。行走要量力而行,逐渐增加。绷带绑缚至出院后4~6周。

(6)**讨论** Linton术的手术彻底性超越了之前的术式,立即被国际范围内的血管外科医生列为攀比改良的目标。因为,虽然彻底性有了,但巨大的创伤、创面愈合相关并发症、神经血管损伤等并发症也令许多患者与医生望而生畏。因此,后续各地出现了多种手术方式。而无论如何改良,其核心内容通常希望描述为"创伤比

Linton 术小,疗效达到或超过 Linton 术的水平"。

3.1.2.9 内镜筋膜下穿支静脉手术

1985 年 Hauer 开始尝试一种新的专门针对下肢静脉穿支的手术方式。他发现穿支功能不全已经成了静脉曲张病理改变、皮肤溃疡以及术后复发的主要因素。而当时并无特殊的满意处理方法,于是他将一个鞘管戳入深筋膜下,用来通过剪刀或其他器械离断穿支,开创了筋膜下穿支静脉离断术。在 14 个月的观察期中,达到了 93% 的良好疗效以及 78% 的极佳疗效,而且无一复发。O'Donnell 首次采用了腹腔镜并且在深筋膜下灌注生理盐水以获得更好手术视野,Conrad 首先采用了二氧化碳充盈筋膜下腔,为各家广泛采纳。之后该法在国际范围内更多地传播,逐渐统一采用了内镜深筋膜下穿支静脉手术(subfascial endoscopic perforator surgery,SEPS)的名称。

(1)**术前准备** 术前超声检查,了解深静脉通畅情况,静脉解剖变异程度,获知病变穿支到踝部的距离并进行标记。其余同3.1.2.3。

(2)**手术过程** 全麻或硬膜外麻醉后,消毒铺单手术台头高脚低位 10°。充气止血带缠绕于大腿根部,驱血带下肢驱血后充盈充气止血带 40 kPa(300 mmHg)。监测压力与充气时间。腓肠肌中线内侧 5 cm、胫骨结节下方 8~10 cm 处切开两处皮肤各 1.5 cm。其中第一个切开点位于胫骨内缘内侧 3 cm 处。遇到的曲张静脉予以结扎。如发现隐神经,则予以保护。小拉钩牵开刀口,切开深筋膜。置入 10 mm 钝性鞘管,二氧化碳充盈筋膜下腔,达到压力为 4 kPa(30 mmHg)。自鞘管内置入镜头观察筋膜下腔。此时如果鞘管置入层次有误,侧可见大量皮下脂肪。第二个鞘管自第二切口镜头观察下置入筋膜下,并通过腔内进入分离钳钝性分离肌肉与筋膜之间的疏松显微组织。穿支可在分离时清晰显示,如立柱状穿通肌肉与筋膜之间。因已经驱血,静脉显得苍白。有的穿支并行动脉与神经,尽量保留之。分离静脉穿支后,持夹钳夹两处,两夹间剪断穿支。游离范围前至胫骨内侧,后至小腿后侧中线,下至内踝。最重要的穿支为Cockett穿支,连接后弓支与胫后静脉。最好在胫骨内侧骨膜边缘也游离找寻,最后在切口附近搜索,尽量离断所有穿支静脉。完成后撤出鞘管与器械,并进行大隐静脉剥脱术。皮肤切口可用作剥脱器进入静脉的通道。最后间断缝合深筋膜及皮肤切口。弹力绷带包扎。卧床抬高患肢30°。

(3)术后处理 术后3～6 h可以下床活动。术后第2天可以出院。弹力绷带绑缚至术后10～14 d,更换压力4.00～5.33 kPa(30～40 mmHg)的弹力袜。活动性溃疡存在时,按通常技术处理溃疡。

(3)随访 术后弹力袜或弹力绷带至少应用4周,超声随访时间为分别间隔3个月、6个月及以后每年。

(5)讨论 SEPS避免了Linton标准手术导致的皮肤愈合问题,因其手术不经过病变的皮肤,直接进入深筋膜下方间隙,而且可以将小腿内侧全部的穿支均找到并切断。腹腔镜设备很普及,可以在屏幕上很容易监控操作。止血带与驱血措施防止了二氧化碳进入静脉。本法还有一个小缺点,就是探及腓肠肌偏后侧区域的穿支略微困难,因而有时需补加一个小切口直视下切断穿支。一项多中心前瞻性对照性研究还发现,SEPS与常规保守疗法相比,对溃疡的近期疗效较好,2年后复发率相似。

3.1.2.10 激光/射频/微波穿支灼闭术

通常该类通过能量转换为热能用于损伤主干浅静脉壁的手术中,与主干直通的穿支汇入点会一并受到热量损伤而闭锁。但一些重要的穿支,例如Cockett穿支,自大隐静脉小腿区域的后弓属支汇入胫后静脉,前述各种手术方法均难以彻底消除这些病变穿支,造成遗漏。而该系列穿支被认为病理意义较强,所以在术前要重点探测,术中要专门处理。

(1)术前准备 术前超声检查极为重要。根据常见的穿支部位,以超声探测各穿支直径和反流情况,皮肤表面彩笔做定位标记。其他同3.1.2.3。

(2)手术过程 可作为单独手术,也可作为前述针对浅静脉手术过程中的一个步骤。全麻、腰麻、硬膜外麻、区域神经干阻滞麻醉均可。体位、消毒、铺单同前。以激光操作为例:超声探头套无菌套后台上定位穿支,监视下以 18 G 套管针在距离穿支标记点 2 cm 处朝向标记点穿刺,针头到达深筋膜缺损部位,尽量进入穿支腔内。如管腔细小,到达附近即可。拔出针芯,引入激光光纤,发射激光烧灼穿支。如此重复,将术前所见的功能不良的穿支全部热损伤。垫纱布敷料后弹力绷带包扎,术毕。

(3)术后处理及随访　同 3.1.2.3。

(4)讨论　该方法简单有效,容易掌握。在针对浅静脉术中,激光等能量转换探头灼闭了浅静脉主干以及相通的穿支,可增加本方法,将主干以外区域的穿支全部毁损,以达到 Linton 术的疗效。

改良:本法可以单独使用,专门处理穿支,也可用于浅静脉的术中作为手术一部分。如果术中没有超声定位监测,可以在穿刺时越过皮肤定位标记点 2 cm,激光烧灼后,偏离该穿刺途径轴线 30°重复穿刺烧灼,6~8 针可组成扇形穿刺途径,无论是否进入或刺透穿支,都会产生损伤作用。也可同时扇形穿刺 6~8 只套管针,以提升手术速度。

3.1.2.11　硬化剂穿支内注射术

泡沫硬化剂注射的方式已经被欧美国家列入浅静脉曲张标准手术方式之一。单纯以泡沫硬化剂进行穿支内注射也开展了很多。与浅静脉注射原理相同,泡沫硬化剂注入穿支后,可损伤静脉内皮,导致狭窄和闭塞,从而防止反流,减少皮肤淤血,加速溃疡愈合。

(1)术前准备　超声探查各个穿支功能情况,明确穿支反流状态。用彩笔在皮肤做标记。其他同 3.1.2.3。

(2)手术过程　无须麻醉。皮肤消毒后,助手持特制直径 5~8 cm 钢圈压迫穿支标记点区域皮肤,阻断皮下浅静脉通路。超声探头无菌套保护,助手操作并定位标记点穿支。术者持注射器针头或头皮针斜向穿刺穿支,针头进入深筋膜裂孔附近穿支管腔,轻轻推注 0.2~0.5 ml 泡沫硬化剂。于超声屏幕可见明亮硬化剂充盈穿支局部管腔。注意推注的压力要低,速度要缓,防止硬化剂进入深静脉。如此重复将术前所发现的病变穿支全部注射泡沫硬化剂。穿刺点粘敷贴,穿弹力袜,平卧观察 30 min 后,若无异常可出院。

(3)术后随访　同 3.1.2.2。

(4)讨论　本方法对术前超声对穿支功能的判断要求较高,穿支内有反流者最适合,因为自深静脉朝向浅静脉的压力方向可有效防止硬化剂进入深静脉。本方法对超声探头要求也较高,需 8 MHz 以上小口径探头才能看清细小注射器针头的位置。不能像激光、电凝等能量转换手术操作那样将针头靠近血管即可,而必须准确进入管腔,否则药物渗漏至皮下组织可导致疼痛、溃疡等,并且无法闭锁穿支。穿支内注射药物时,每点不能超过 0.5 ml,否则容易进入深静脉导致血栓形成。皮肤钢圈压迫不能省略,如果没有钢圈阻断皮下静脉,注入的药剂可能被血流冲走,影响效果。有时穿支虽然病变增粗,但血流仍为正向或双向,如无皮下浅静脉血流阻断,硬化剂可被冲入深静脉,有形成深静脉血栓的风险。

3.1.2.12　其他穿支治疗技术

Klem 报道了一种冷冻方法治疗下肢静脉穿支。

(1)术前准备　以超声定位并彩笔标记功能减退的穿支位置。其他同 3.1.2.2。

(2)手术过程　局麻,体位、消毒同前。超声定位穿支,并引导直接穿刺置 14 G 鞘管针,针头位于深筋膜缺损处。对于细小穿支,即使未能进入管腔而是在静脉旁边也可以。直径 1.6 mm 冷冻探头经鞘管置入,−89 ℃冷冻 15 s。穿支被冻成冰柱后,如果强行拽出探头,则易撕裂。超声探查未发现反流迹象即为成功。弹力绷带包扎或直接穿着弹力袜,术后观察半小时可出院。

(3)术后复查及随访　术后 1 周、1 个月、6 个月复查超声,以后每年随访。

(4)讨论　本方法有效率略低,主要是有时冷冻形成的冰柱可以随鞘管一起拽出,导致闭塞即时再通。少数可产生皮下血肿。但本法可及任何部位穿支,局麻完成,为非侵袭性技术,且无须"刺中"病变穿支静脉,仅冷冻其周围组织,可波及穿支静脉而导致其闭塞,同样达到治疗效果。这尤其适用于穿支较细的情况。另外,本法无须住院,门诊即可完成。

3.1.3　并发症

针对下肢静脉的手术范围较大,手术种类与方式较多,术中术后并发症要进行充分预防,并有治疗措施。

3.1.3.1　神经并发症

最常见的神经并发症是隐神经损伤。在小腿内侧,隐神经常常被曲张静脉所"纠缠"。在钝性撕扯曲张静脉、刨吸刀头旋切、热能毁损静脉等手术过程中,伤及隐神经的比率并不低。该神经损伤后表现为小腿前内侧长条状皮肤感觉迟钝或缺失。神经没有离断者,经过数月可恢复感觉。神经被离断者,术后常常难以完全恢复感觉。避免神经损伤的方法:一是避免在小腿前内侧中上段手术时避免钝性撕扯曲张静脉,而应采用剪刀紧贴曲张静脉的锐性分离切除法;二是在能量毁损手术中防止穿破病变静脉并在热源通过时加快速度,减少热传导时间;三是尽量在属支曲张时联用泡沫硬化剂,可以避免神经损伤。大腿区域股神经分出的皮神经偶有损伤,导致大腿内侧上段皮肤感觉迟钝。近年大隐静脉属支结扎逐渐减少,该症状也随之大为减少。Linton 手术已基本放弃,故小腿深部的神经损伤机会大为减少。采用缝扎方法时,也有损伤隐神经可能,应尽量避免该方法。

3.1.3.2　股静脉损伤

主要发生于大隐静脉高位结扎与抽剥术中。由于对股静脉解剖不熟悉,或因为肥胖、静脉变异、术中出血等因素,将股静脉误认为大隐静脉进行结扎切断、出血时粗暴钳夹等损伤行为,均可严重损伤股静脉,导致大出血或股静脉结扎甚至离断。可采用直接缝合、隐静脉补片、人工血管置换等方式重建股静脉。

3.1.3.3　股动脉损伤

发生率不高,主要是解剖不熟悉、技术不熟练、术中出血导致慌乱等操作不当所引起。一旦出血,可导致下肢缺血,有肢体坏死风险,必须充分认识到问题严重性,术中小心分离,一旦损伤,可采用直接缝合、补片、人工血管重建等措施。

3.1.3.4 深静脉血栓

传统浅静脉主干抽剥手术、微创的激光微波等能量毁损浅静脉手术、泡沫硬化注射等治疗过程中或术后均可发生深静脉血栓。传统手术中深静脉血栓多继发于静脉直接损伤。能量毁损浅静脉手术中,偶可因导丝导管将能源误引入深静脉,或热量直接传导损伤深静脉。术中要全程监视光源指示灯移动位置及亮度。如果指示灯突然消失,即可能已经穿入深静脉,需退出重新推送。泡沫硬化剂注射中,药液进入深静脉的机会较多。如果穿支静脉功能良好,浅静脉注射的硬化剂必然有进入深静脉的通路与流入趋势。穿支静脉倒流者,浅静脉注射硬化剂进入深静脉机会减少。预防措施是尽量采用头高脚低位,人为提升静水压,减少泡沫流入深静脉并向上蔓延速度。另外,对于属支曲张,每个点注射剂量不超过 1 ml,推注压力要尽量低。与常规手术联用时,应避免抬高患肢进行浅静脉注射。术后需常规抗凝。

3.1.3.5 复发与新发

浅静脉经激光、微波、泡沫硬化注射等治疗后,有时局部可以再通,称为复发。而病变浅静脉被消除或毁损后,其他浅静脉出现病变,称为新发。两者意义不同,但患者感受相同。因此,术前要对患者及家属详细分析说明情况。术前画线标记要仔细,不能有遗漏。如果病变静脉不明显,可站立或走动几分钟,等待浅静脉膨出明显再画线。术中减少遗漏,准确把握能量大小或药物剂量。

3.1.3.6 皮肤软组织并发症

皮肤损伤、烫伤等可以出现于激光、微波等能量毁损术后。这与皮肤皮下组织厚度、病变浅静脉与皮肤关系、局部炎症反应程度、局部皮肤萎缩或硬化程度、局部色素沉着程度、溃疡深度及范围、能量大小及能量源移动速度、隔离液的准确使用等均有关系。术者经验对预防此类并发症有重要意义。

3.1.3.7 感染

手术后感染是伴随所有手术的风险。无论是开放手术还是微创的激光、微波手术,甚至静脉注射硬化剂的手术,感染的风险均存在。有静脉性溃疡的下肢皮肤通常质地较差,对各种创伤与病菌侵袭的耐受力较差,下肢静脉手术后容易出现局部感染,表现为沿静脉分布的红、肿、热、痛。严重者可化脓、白细胞升高,出现发热等全身性症状。单纯红肿可采用抗生素治疗。局部化脓者,需切开引流。

3.1.4 预后

上述针对静脉的手术,解除了溃疡局部的静脉高压,减轻了局部淤血,利于炎症的消除,对促进溃疡愈合有重要意义。但无法彻底消除深静脉瓣膜功能与管壁功能的减退,所以有一定复发率。但只要手术方法选择得当,处理彻底,术后对患者生活方式指导比较详尽,则可将复发率控制在5%之内。

3.1.5 手术示例

3.1.5.1 下肢浅静脉激光灼闭术联合点式抽剥术

手术步骤按图3.3~图3.9顺序。

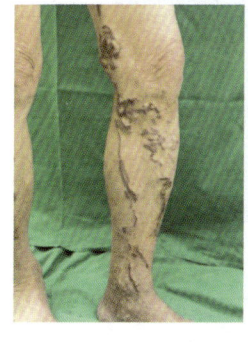
图3.3 曲张静脉画线后

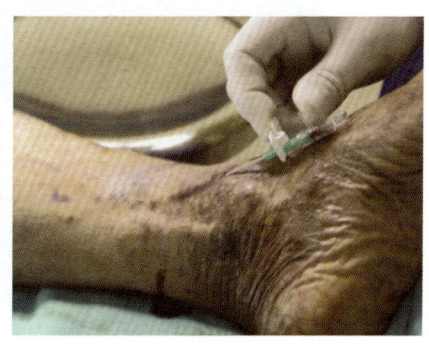
图3.4 套管针穿刺足踝大隐静脉

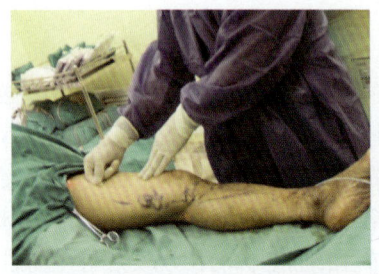
图3.5 准备导管导引激光至股根部

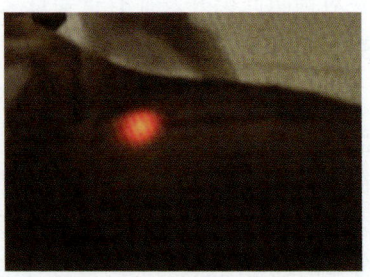
图3.6 可见指示光斑

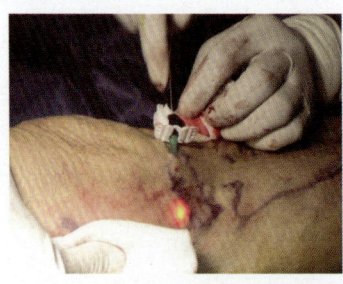
图3.7 属支以套管针引导光纤

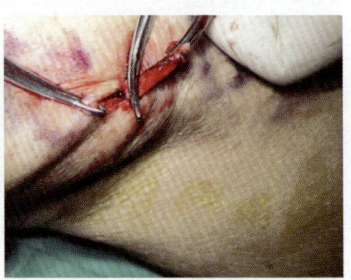
图3.8 局部可联合点式抽剥

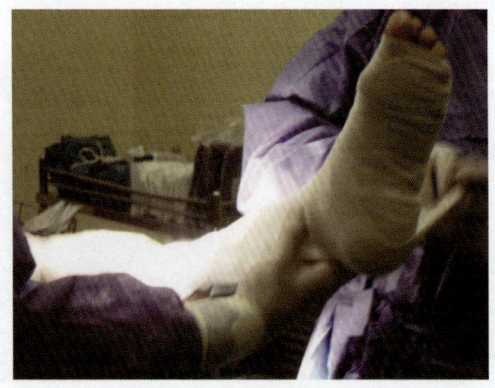
图3.9 术毕弹力包扎

3.1.5.2 小腿溃疡下穿支激光灼闭术

手术操作见图 3.10。

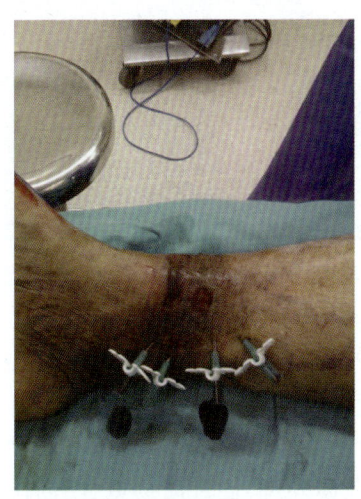

图 3.10 排针扇形穿刺通过溃疡下方,用于导入激光灼闭穿支

3.1.5.3 小腿浅静脉及穿支激光灼闭术联合属支泡沫硬化剂注射术

手术操作见图 3.11、图 3.12。

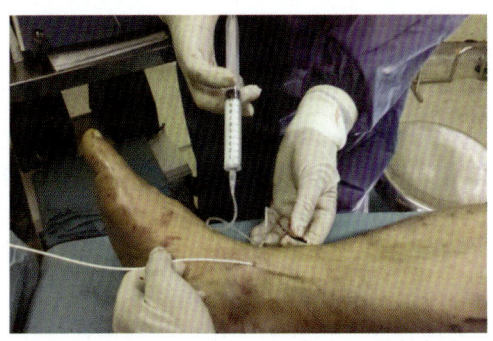

图 3.11 激光灼闭静脉主干,泡沫硬化剂属支内注射

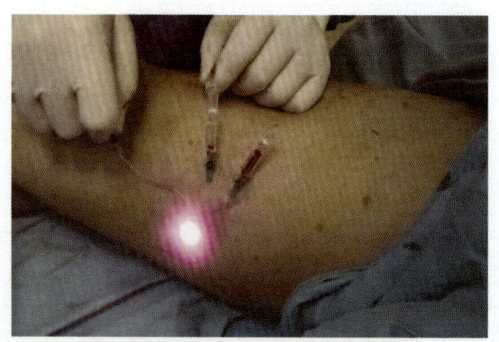

图3.12 穿支标记点以多针扇形穿刺,激光灼闭

上述各种消除浅静脉曲张与穿支反流的手术,可单独应用,也可在同一手术过程中联合使用。根据病情严重程度、病变血管分布情况、术者技术、设备条件,灵活组合。总之,可消除病变浅静脉、消除静脉反流、恢复肢体外观、促进溃疡愈合、创伤小、并发症少的所有方法都是有效、可选的。

(赵 珺)

3.2 非血栓性髂静脉受压综合征

3.2.1 概述

3.2.1.1 定义

早在1851年,Virchow就观察到左下肢易发生深静脉血栓,且发生率是右下肢的5倍,他通过尸体解剖首次描述了右侧髂总动脉压迫左髂静脉为其原因。在1906—1908年期间,"髂静脉受压"这一现象由McMurrich提出,他对107具尸体进行解剖,发现左髂静脉受到其前方的髂动脉压迫从而发生闭塞及血栓形成,并提出先天性左髂总静脉阻塞的可能性。1943年,Ehrich和Krumbhaar通过解剖412具尸体,发现左髂总静脉压迫在婴幼儿和死胎、青少年及成人的发生率分为1.5%、2.3%及20.5%。于是认为该现象为后天获得性损伤,与之前McMurrich的理论相悖。1957年,在May和Thurner的研究中,他们通过对430例尸体进行解剖,发现左髂静脉压迫综合征的发病率高达22%。他们认为,髂动脉长期反复搏动会对髂静脉的管壁造成慢性刺激,从而引起静脉腔内结构的改变(粘连带形成),导致静脉壁内膜增厚并继发静脉阻塞。随后,Cockett首次系统性地阐述了"髂静脉受压综合征"的概念。因此,髂静脉受压综合征又称为May-Thurner综合征或Cockett综合征。

临床上,髂静脉受压综合征分为3种:无症状型、慢性静脉功能不全型和急性髂股静脉血栓型。前两型统称为非血栓性髂静脉受压综合征(nonthrombotic iliac vein compression lesions/syndrome,NIVCLs),也就是本节介绍的重点。临床上,NIVCLs以左髂总静脉受压最为常见,其次为右髂静脉及下腔静脉。NIVCLs指的是髂静脉受其前方髂动脉和后方腰椎压迫而引起的髂静脉病理性结构(管腔狭窄、闭塞及腔内粘连)以及血流动力学(下肢、盆腔静脉回流障碍)的改变,造成静脉回流障碍和下肢静脉高压,从而引发一系列临床症状(下肢肿胀、浅表静脉曲张、皮肤色素沉着和溃疡)的病变总称。此外,一些罕见的原因包括分叉较低的腹主动脉、膀胱疾病、异位肾脏和肿瘤等也会造成NIVCLs。

3.2.1.2 流行病学

人群中存在NIVCLs的解剖改变的概率很高,但只有少部分(1%~5%)会表现出相应的慢性静脉疾病临床表现,这可能是既往国内外关于NIVCLs发病率的研究并不多见的原因。另外,既往NIVCLs的诊断主要依靠下肢静脉造影,属于有创性手术,提供的流行病学资料无法广泛应用于人群。一项研究报道了在1 696例下肢静脉疾病患者,对其中2 123条下肢行下肢静脉顺行造影,发现8.81%患者同时存在左髂总静脉受压。一篇回顾性研究发现NIVCLs在慢性静脉疾病患者中约占14.2%。

近年来随着医疗水平的提高、影像设备的升级换代,左髂静脉受压的检出率逐渐提高,NIVCLs 流行病学资料的进展为临床提供了更好的参考。现有的流行病学资料显示,NIVCLs 患者的中位年龄约为 54 岁(18~90 岁),男性大约占 20%。NIVCLs 常见于育龄期的年轻女性、中年女性,在男性或老年人群中也并非少见。NIVCLs 也可发生在右侧,临床表现见于右下肢的约占 25%。临床上,无症状型 NIVCLs 发病率更高(22%~32%),无症状人群中也有较高比例的患者虽然存在解剖性压迫,但由于狭窄程度较低或伴有良好的侧支代偿,极少表现为静脉高压症状;其次,无症状患者中有约 1/4 患者髂静脉狭窄程度超过 50%。慢性静脉功能不全型 NIVCLs 通常表现为患肢慢性肿痛,可伴有静脉曲张或静脉性溃疡,有症状的患者人群中,髂外静脉受压占 18%,髂总静脉受压占 36%,两者同时受累的占 46%。

3.2.1.3 发病机制

公认的 NIVCLs 的发病机制为左髂静脉受到右髂总动脉的压迫。常将右髂总动脉与髂静脉的位置关系分为 4 种:①正常型,指右髂总动脉越过左髂总静脉下腔静脉连结处;②低位型-1,指右髂总动脉越过左髂总静脉;③低位型-2,指右髂总动脉分别越过左右髂总静脉;④高位型,指右髂总动脉越过下腔静脉分叉处。左侧髂静脉受到上方的右髂动脉的机械性压迫,加上动脉搏动对静脉管壁的作用,导致静脉壁内膜增厚、管壁变扁、损伤、管壁内非炎性粘连带形成、静脉血栓形成。

近年来还有研究提出新颖的"地心引力假说"和"胚胎学假说"。"地心引力假说"比较了大猩猩与人类的髂动静脉的解剖结构,提出地心引力引起髂静脉受压形成的假说。作者认为与人类相同种系起源的大猩猩四肢站立时,髂动脉位于髂静脉下方,地心引力减轻了髂动脉对髂静脉的压迫,而人类双足直立或站立行走时,血管走行几乎与地面垂直,且仰卧位时,由于地心引力存在,髂动脉对髂静脉的压迫进一步加重了。这从某种程度上解释了为何爬行类动物很少有左下肢静脉功能不全的现象。"胚胎学假说"认为胚胎发育过程中,主干静脉系统发出分支,下腔静脉末段和髂总静脉形成,到胚胎发育第15周,双侧脐动脉与髂内动脉联通,被胎儿利用过回流的去氧血经主动脉、髂内动脉至脐动脉,再输送到胎盘。进化时的动脉压力使得脐带系统优先于髂血管系统的发育,结果髂血管形态结构为了适应连接至胎盘的脐静脉和脐动脉,不得跨越髂静脉上方。

3.2.1.4 疾病分级及评价系统

临床上,如前文所述,NIVCLs包括无症状型及慢性静脉功能不全型。无症状型指的是单纯髂总静脉受到髂动脉机械性压迫,未引起髂总静脉内膜损伤,轻度狭窄。当疾病进展时,髂总静脉开始出现损伤,内膜增厚,包含髂总静脉壁毛刺、粘连形成,此阶段可能产生静脉高压的症候群,即为慢性静脉功能不全型阶段。髂静脉狭窄程度分为轻度(20%~50%)、中度(>50%~70%)、重度(>70%)。

临床上,下肢静脉疾病临床分类系统(clinical, etiology, anatomic and pathophysiologic classification system, CEAP;临床、病因、解剖和病理生理学分类)和静脉临床严重度评分(venous clinical severity score, VCSS),常用来综合评估及描述NIVCLs的严重程度及对患者生活质量的影响。

(1)CEAP分类系统　CEAP分类系统(表3.1)是根据患者的临床(clinical)、病因(etiological)、解剖(anatomical)和病理生理(pathophysiological)提出下肢慢性静脉疾病分类系统。下肢静脉疾病严重程度分类主要根据该系统分类,按照患者临床症状和体征由轻到重分为0~6级。

表3.1　CEAP分类系统

临床分类	临床症状
C0	有症状而无静脉曲张
C1	毛细血管扩张,网状静脉
C2	浅静脉曲张
C3	静脉性水肿

续表 3.1

临床分类	临床症状
C4	皮肤改变(色素沉着,湿疹,脂质硬皮症,白色萎缩)
C5	皮肤改变加已愈合溃疡
C6	皮肤改变加活动期溃疡

（2）VCSS 评分系统　此评分用于评价下肢静脉疾病的临床严重程度及改善情况,能更好地反映患者的慢性静脉疾病的严重程度及治疗过程中病情改变的情况,从而能够客观地评价不同治疗方法的疗效。分为 3 个评分标准:①临床表现严重程度,包括疼痛、静脉曲张、静脉性水肿、色素沉着、炎症、硬结、溃疡数量、持续时间、溃疡直径和压迫治疗 10 项指标,每一项指标根据严重程度评为 0～3 分,总共 30 分;②累及静脉节段评分,在反流和阻塞上分别选 8 个和 7 个节段,根据不同节段在反流和阻塞上的不同作用分别给予 0.5～2 分;③静脉功能损害程度评分,以无症状、有症状但能日常活动无须压迫治疗、在器械支撑或弹力压迫下日常活动、在压迫治疗和(或)抬高肢体后仍不能日常活动分别记作 0、1、2、3 分。一项对 420 条下肢静脉功能进行评估的研究证实,与超声相比,VCSS 评分的敏感性为 89.3%,特异性为 76.1%,VCSS 评分为 0 的阴性预测值为 97.9%。VCSS 与 CEAP 分级呈线性相关,疾病越严重,VCSS 评分总值越高,而且 VCSS 评分具有较好的一致性。

3.2.1.5　临床表现

NIVCLs 没有特异的临床症状。疾病早期由于髂静脉狭窄程度轻,髂静脉回流受阻不明显,患肢可无任何临床症状。随着病程进展,髂静脉狭窄加重,回流严重受阻导致持续性静脉高压,致使盆腔侧支大量开放及下肢静脉瓣膜功能受损,表现为下肢浅静脉曲张、肿胀、疼痛及踝部溃疡、男性精索静脉曲张及女性子宫旁组织静脉曲张等静脉功能不全症状,部分患者甚至诱发静脉血栓形成。值得注意的是,以上诸多症状的出现没有孰先孰后,往往患者可能同时出现至少一种不同的症状。

3.2.1.6　辅助检查与诊断标准

NIVCLs 一般无特异的临床表现,临床上容易漏诊或误诊。一般而言,对于下肢肿胀及溃疡保守治疗无效,下肢静脉曲张术后复发,或者 CEAP 3 级以上的患者,尤其是女性患者均建议排查 NIVCLs。目前临床上能用于诊断 NIVCLs 的无创伤辅助检查主要包括:① 无创性检查,如彩色多普勒超声检查(color Doppler ultrasound,CDU)、CT 静脉造影(CTV)及磁共振血管造影(magnetic resonance angiography,MRA)。② 有创性检查,如下肢静脉造影、血管内超声(intravascular ultrasound,IVUS)等。两者均可提供诊断 NIVCLs 可靠的影像学依据。

(1)**彩色多普勒超声检查(CDU)**　应用于早期筛查、术后复查,具有快速、便捷、无创伤、应用广泛等优点。可以帮助确定疾病的急慢性特征,如病情的变化、血栓部位、长度、血流动力学变化。CDU 诊断 NIVCLs 的主要征象表现:单纯髂静脉狭窄时,狭窄段静脉管腔内血流速度加快,血流受腹腔压力变化减少,血流频谱平直、血管增厚等。在合并急性髂股静脉血栓时,可发现静脉管腔内条状实质低回声影,且外力压迫不变扁,同侧下肢静脉扩张,大部分无血流显示。若发展为慢性髂静脉闭塞,则在髂静脉走行区无明显血流信号,同时盆腔内发现丰富侧支循环血流。彩色多普勒超声在诊断髂静脉完全阻塞,股静脉、腘静脉部分或者完全阻塞方面准确率较高,但也有其不足之处。一项研究对 1 600 例下肢静脉回流障碍进行彩超筛查髂静脉狭窄,其中第一诊断率为 63%,也就是漏诊率为 37%。可能存在以下不足:① 部分临床症状较轻的患者,彩超的表现不典型,仅仅发现患者股静脉、腘静脉血流通畅,而忽视对髂静脉狭窄的判断。② 对提示髂静脉狭窄的股静脉或腘静脉血流缓慢、频谱形态平直等征象认识不足。髂静脉位于腹膜后,位置较深,盆腔内肠道气体的干扰严重,尤其对于肥胖的患者明显,加之其诊断明显依赖于操作者的技能、经验、判断等。总的来说,彩超对 NIVCLs 具有一定的诊断价值,仍需结合其他影像检查方法,才能准确诊断

NIVCLs。

(2) 下肢深静脉造影　属侵入性检查,具有简单、经济、实用等优点,可对 NIVCLs 进行初步诊断,包括顺行性造影及逆行性造影。造影图像质量清晰,具有直观性和整体性。但是由于盆腔脏器干扰、髂静脉血流速度较快等特点,单纯顺行性造影有时不能清晰地显示股总静脉以上的静脉血管,而且其在显示与判断静脉瓣膜的功能方面不及逆行静脉造影检查。经股静脉插管行髂静脉造影检查是诊断本病的金标准,其影像表现有直接和间接征象,直接征象包括:髂静脉受压段静脉横径增宽,并有不同程度的局限性显影密度降低,或者出现点状、长条状或多发细条状充盈缺损;若受压段静脉完全闭塞,可出现造影剂中断现象。而间接征象表示为周围的侧支循环逐渐建立。造影过程中,造影剂排空延迟也提示髂静脉回流不畅。检查中还可测定受压静脉两端压力差,从而提高疾病诊断率。

CTV 在诊断髂静脉压迫综合征(IVCS)中的作用越来越受到重视,其成像效果理想,能较清晰地显示髂静脉的形态、走向,显示梗阻的部位、程度及侧支血管,能为临床诊断和治疗髂静脉病变提供有用的信息,有助于治疗方案的选择和疗效的评估。有研究对 50 例不同程度下肢肿胀的患者行髂静脉 CTV 检查,图像质量总体优良率为 84%。孙辉红等对 28 例临床怀疑 IVCS 的患者进行 CT 血管成像检查,其诊断敏感度及特异度分别为 95.65%、80.00%。而同期对比下肢深静脉顺行造影的诊断敏感度及特异度分别为 65.22%、80.00%。显示 CT 血管成像诊断 IVCS 具有较高敏感度,有助于检出 IVCS。CT 血管成像特征有:当髂静脉明显狭窄时,受压静脉前后径变窄,横径可增宽,可伴有周围侧支循环形成;当静脉完全闭塞时,图像表现为髂静脉闭塞段不显影,盆腔内可见大量侧支循环形成,对侧髂静脉可由于侧支血供而明显充盈,病变侧下肢浅静脉曲张等;当继发髂静脉血栓时,表现为周围高密度对比剂或强化血管壁的衬托下,管腔内充盈缺损的血栓影。CT 髂静脉造影存在不足,主要表现在:需要造影剂,有可能引起特异质反应,且对孕妇、儿童、肾功能不全者不能行该项检查。它也不能显示深静脉瓣膜情况,且对盆腔侧支的建立情况及髂静脉腔内粘连结构不能显示。

MRA 检查目前在临床上的应用逐渐增多。MRV 可以对髂静脉进行无创性检查,在显示病变血管的同时,还可以显示腔外结构(动脉、侧支血管、腰骶椎等),而且可以发现盆腔肿瘤或其他一些外来性的压迫原因。但当髂静脉受压程度较大时,狭窄处血流加速或湍流引起体内流动失相位,MR 信号减弱或消失,从而导致夸大髂静脉受压程度,且 MRV 的空间分辨率有限,不能清晰显示及评价静脉瓣膜,评估盆腔侧支血管情况。

3.2.2 治疗

NIVCLs 本质上属于髂静脉的机械性梗阻,治疗方法可分为保守治疗、手术治疗(传统手术及介入手术)。

3.2.2.1 保守治疗

NIVCLs 症状轻微或无症状者的保守治疗:如常抬高患肢,避免长时间卧床或坐位,穿循序减压弹力袜;也可以口服抗血小板药物,如小剂量阿司匹林、双嘧达莫(潘生丁)等,或口服华法林等抗凝药以预防髂股静脉血栓形成。当 NIVCLs 伴有血液高凝状态或血流淤滞时,如外伤、分娩、手术、盆腔肿瘤,更应预防性治疗,可应用低分子量肝素皮下注射,补充足够液体以降低血黏度,加强下肢活动以促进血液回流。

3.2.2.2 手术治疗

目前临床上对于 NIVCLs 出现严重的症状(比如溃疡,保守治疗无效)且左髂总静脉明显狭窄超过 50% 或髂静脉受压远端压力增高明显,可以进行手术干预。虽然临床上,溃疡患者进一步筛查出髂静脉压迫并非少见,但实际上完全符合以上指征需要进一步手术的患者并不多;或者说,很多患者通过合理的保守治疗症状得到控制,手术不一定是必须。总的来说,目前文献报道的关于 NIVCLs 手术干预后溃疡转归的文献并不多。2017 年一篇病例报道,描述了一名慢性溃疡患者经反复保守治疗无效,最终诊断出 NIVCLs,并行了髂静脉支架植入术,术后短期溃疡痊愈。2016 年纪心刚等报道了将 96 例髂股静脉病变合并活动性溃疡的患者,随机分组为介入治疗(髂股静脉成形术)+泡沫硬化剂栓塞组及单纯泡沫硬化剂栓塞组,结果发现介入治疗+泡沫硬化剂栓塞组在溃疡愈合及复发率方面显著优于单纯泡沫硬化剂栓塞组,因而认为介入治疗联合泡沫硬化剂栓塞对 NIVCLs 合并溃疡疗效确切。2015 年报道的一篇文献,提到了 232 例 NIVCLs 患者接受支架植入术,术后症状包括溃疡缓解,但具体溃疡情况未明确阐述。

(1)传统手术方式

1)静脉切开成形术:对髂总静脉局限性阻塞可以切除腔内异常组织结构以恢复血流。

2)衬垫减压术:在髂动静脉间嵌入衬垫物或在病变段静脉包裹带外支撑的人造血管防止静脉再度受压,管腔内正常者可将骶骨磨平或在第四腰椎和远端腹主动脉之间垫入骨片等组织。

3)右髂总动脉后置吻合术:髂静脉单纯受压无腔内病变者,将右髂总动脉切断于静脉后吻合。

4)髂动脉悬吊术:将右髂动脉游离后用筋膜带悬吊于腰大肌上,解除静脉受压。

5)右髂总动脉移位术:将右髂总动脉切断和左髂内动脉吻合,解除静脉受压。

6)人工血管旁路移植术:术中切除闭塞静脉,用带外支撑环的人工血管原位移植,或加做远端暂时性动静脉瘘,能达到解除梗阻的目的。1965 年 Cockett 等对 30 多例患者进行了手术治疗,但效果并不满意。Taheri 等报道采用外科手术方法取得 80% 的近期成功率,但远期疗效不佳。同时 NIVCLs 患者的左髂总静脉及周围组织常有不同程度的炎症和粘连,且侧支血管丰富,这也给传统手术带来了一定的困难。

(2)介入手术治疗 随着医学技术,特别是介入放射学的不断发展,众多学者纷纷将介入技术应用于 NIVCLs 的治疗。介入治疗直接作用于病变段,既支持了静脉腔以避免被动脉和腰骶椎挤迫,同时通过扩张管腔解除管腔内异常结构所引起的狭窄,与髂静脉切开成形术、右髂总动脉移位术、静脉旁路转流术等手术相比,介入治疗更符合人体正常的解剖和生理结构,对该综合征在缓解率、改善率及通畅率方面具有更好的效果,且创伤小,操作简便,因而显示出良好的应用前景。由于髂静脉腔内异常纤维结构的存在引起血流动力学的改变,容易产生继发血栓,而大量的解剖及临床研究又提示该段静脉的血栓很难自然再通或通过药物溶解,从而在临床上产生严重的后遗症,因此急性血栓型者保守治疗和外科手术治疗效果较差,而进行导管插管溶栓后做经皮球囊扩张血管成形加支架植入术能取得良好的效果。而慢性静脉功能不全患者可直接行经皮球囊扩张血管成形加支架植入术。介入治疗后,支架仍长期处于髂总动脉的搏动挤压之下,支架是否会变形、断裂、移位、穿孔、血栓形成,甚至内膜增生管腔闭塞,仍需经过长期临床随访观察。

1995年,Berger等首次报道采用介入疗法治疗NIVCLs,经6个月随访,患者症状消失,超声显示支架通畅,获得满意的近期疗效。以后都有类似的文献报道。Sullivan等报道NIVCLs合并急性和慢性症状患者植入支架1年通畅率分别是93.1%和100.0%。Delis等对16名IVCS行支架植入治疗,结果表明,术后患者的静脉回流及小腿的肌泵作用有明显的提高,静脉压力显著下降,该法可改善患者的症状、减少住院时间。李晓强等对231例左髂静脉狭窄或闭塞患者行介入治疗后随访3年,髂静脉通畅率为94.6%。尽管各文献报道的随访的时间不一致,但多数患者的支架保持通畅并且临床症状改善明显。

介入治疗主要为对髂静脉病变段行球囊扩张和支架植入,以恢复狭窄或闭塞的髂静脉管腔。包括以下术式。

1)单纯球囊血管成形术(经皮腔内血管成形术):对于有抗凝禁忌不能长期抗凝的患者,或证实髂静脉膜状闭塞、短段狭窄、扩张后无弹性回缩或残余狭窄小于50%的患者,可考虑行单纯PTA。球囊直径的选择以病变远端髂总静脉直径为参考,或折算放大率后的正常血管直径的 110% 为准,长度应比病变长 3～4 cm。一般从 6 mm 直径起始逐渐增大球囊直径,最粗 16 mm,球扩时间 15～30 s,扩张压力为 600～1 200 kPa,重复 1～2 次,短段狭窄应将球囊中心骑跨在狭窄段上扩张。扩张过程注意患者有无胸背痛、胸闷心慌等,注意生命体征变化。扩张完毕后再次造影,如有残余狭窄,可再选用较大球囊继续扩张,由于髂静脉狭窄处本身已经发生组织学改变,因此不必苛求将病变段扩张至正常管径。

2) 髂静脉 PTA 联合支架(stent)植入术:髂静脉病变段如行 PTA 后再次造影发现髂静脉弹性回缩、残余狭窄大于 50%、盆腔侧支仍丰富或者造影剂回流缓慢,可选择植入相应大小的自膨式网状支架达到支撑病变段目的。支架的直径比扩张后髂静脉直径大 15%～20%,长度以超过病变段 3～4 cm 为宜,以确保完全覆盖病变段,且支架应以短支架 60～80 mm 为主。全身肝素化后,将支架输送系统沿导丝送入,跨越髂静脉病变段,支架近段入下腔静脉段不超过 3 mm,准确定位后释放支架。支架释放后再次行血管造影,如局部有狭窄可考虑球囊扩张,扩张时应注意有无支架移位。支架释放后造影,病变段血管显影通畅,血管内径接近正常,盆腔侧支静脉不再显影或明显减少,对侧髂静脉及下腔静脉回流不受影响。目前临床上常用髂静脉支架主要为美国波科公司的 Wallstent 支架和美国巴德公司的 E-Luminexx 支架。前者为闭环支架,优势在于可选的直径范围大,径向支撑力强,释放至 2/3 仍可进行回收调整;劣势在于定位相对不精确,要求支架边缘距离病变段距离充分,释放前充分的血管准备以减少支架释放后的长度改变。后者为开环支架,优势在于定位更精准,柔顺性及顺应性佳,但可选直径范围相对少,径向支撑力弱。

3.2.3　并发症

越来越多的临床研究证实 NIVCLs 本身易诱发下肢深静脉血栓形成(deep vein thrombosis,DVT),重度髂静脉狭窄发生下肢深静脉血栓的可能性更大,而轻中度狭窄与下肢 DVT 关系不密切。下肢

DVT本身存在产生多种并发症,严重的并发症甚至危及生命,如致命性肺栓塞。若不积极治疗或治疗疗程不够等,病情进一步发展,将会导致深静脉血栓形成后遗症。

NIVCLs手术相关并发症与手术方式(开放或介入)、髂静脉受压情况及患者综合情况等相关,可能的情况包括开放创面愈合不佳、穿刺点并发症、腰背和(或)下腹疼痛、支架移位、髂静脉再发狭窄和DVT等。DVT的发生率在1.5%~5.0%,发生原因与支架过长、支架未完全扩张、支架移位、术后制动及抗凝不足等有关。对于介入支架术后是否需要及如何抗凝或抗血小板,目前没有定论。

3.2.4 预后

NIVCLs患者症状表现多样化,一般来说,通过综合治疗,大部分NIVCLs患者能够控制症状,尤其能控制溃疡,使局部症状的缓解,甚至达到愈合。因此,除外肿瘤压迫导致的NIVCLs患者预后较差,大部分患者的预后良好。

3.2.5 典型病例

【典型病例3.1】

患者男性,78岁。非血栓性髂静脉受压综合征伴下肢静脉曲张,合并高血压。

诊断:非血栓性髂静脉受压综合征伴下肢静脉曲张C6级(活动性溃疡)。

主要治疗措施:右髂静脉造影+髂静脉PTA+支架植入术(支架:美国波科公司,Wallstent,12 mm×90 mm),并一期联合右下肢大隐静脉高位结扎+点式抽剥术(图3.13~图3.18)。

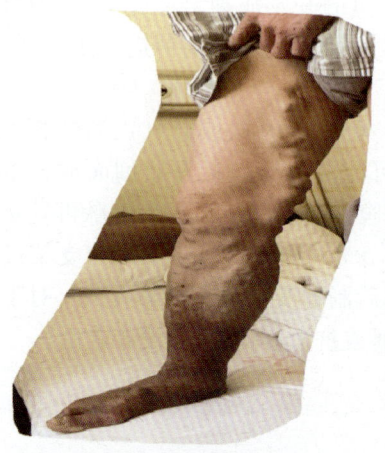
图 3.13 溃疡及曲张静脉术前

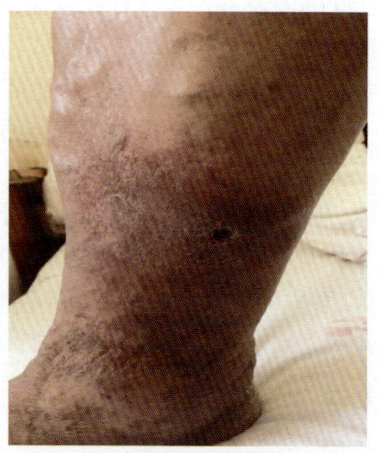
图 3.14 术前右侧小腿内侧溃疡（约 1 cm）

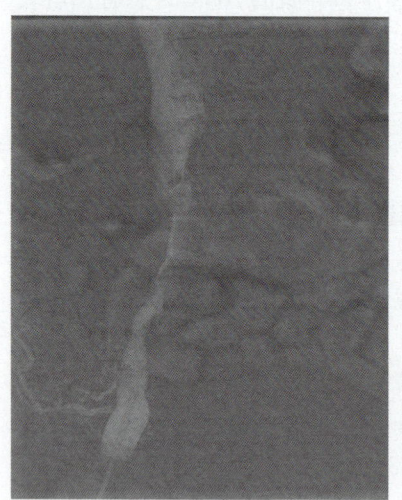
图 3.15 术前髂静脉造影片

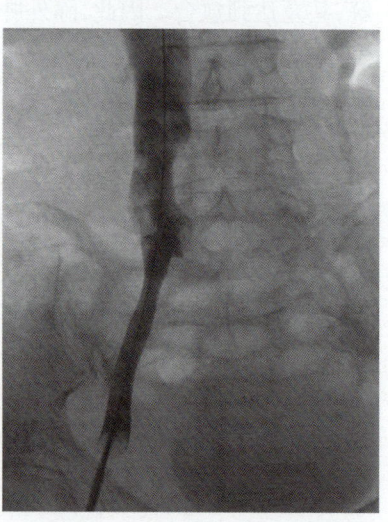
图 3.16 支架植入后造影片

静脉性创面的血管外科处理

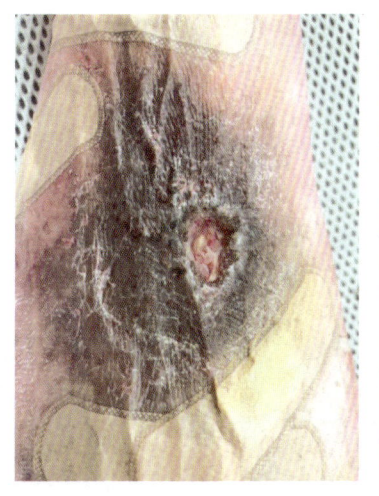
图 3.17　术后 3 d 溃疡明显缩小

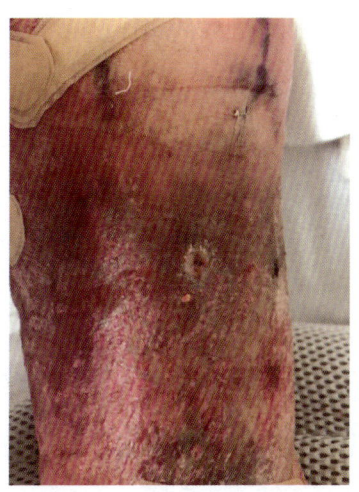
图 3.18　术后 10 d 溃疡基本愈合

【典型病例 3.2】

患者女性,67 岁。左下肢反复肿胀 3 年,活动性溃疡。合并糖尿病。

诊断:非血栓性髂静脉受压综合征,CEAP 6 级。

主要治疗措施:左髂静脉造影+髂静脉 PTA+支架植入术(支架:美国波科公司,Wallstent,14 mm×90 mm)(图 3.19～图 3.23)。

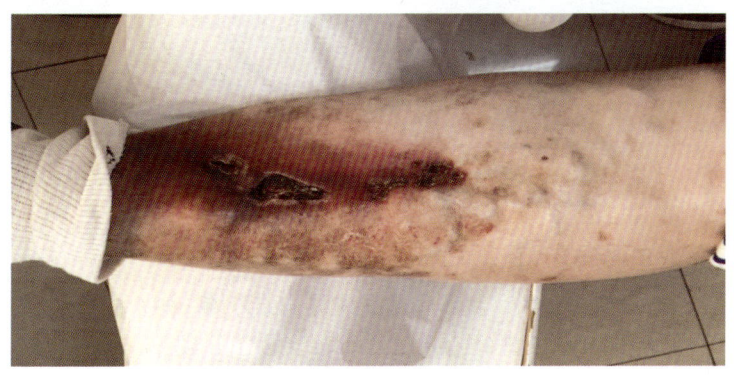
图 3.19　术前溃疡

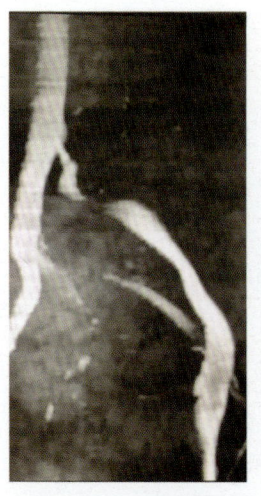
图3.20 术前髂静脉磁共振检查

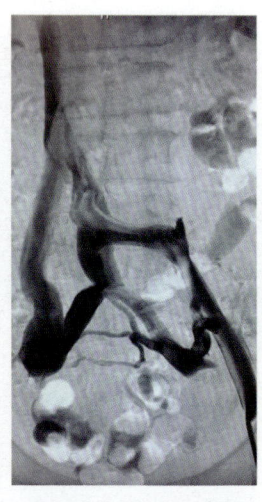
图3.21 术前造影片

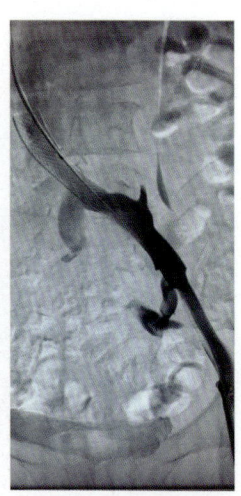
图3.22 支架植入后造影片

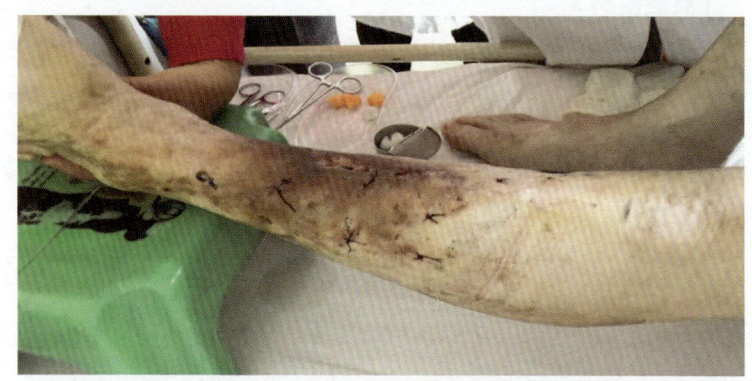
图3.23 术后7 d溃疡明显缩小

【典型病例3.3】

患者女性,67岁。左下肢反复溃疡形成3年,合并糖尿病。

诊断:非血栓性髂静脉受压综合征,CEAP 6级。

主要治疗措施:左髂静脉造影+髂静脉PTA+支架植入术(支

架:美国波科公司,Wallstent,12 mm×90 mm)(图 3.24 ~ 图 3.27)。

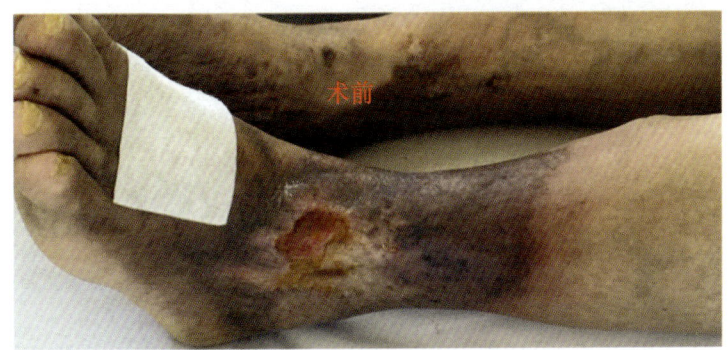

图 3.24　术前左侧外踝溃疡,约 4.5 cm

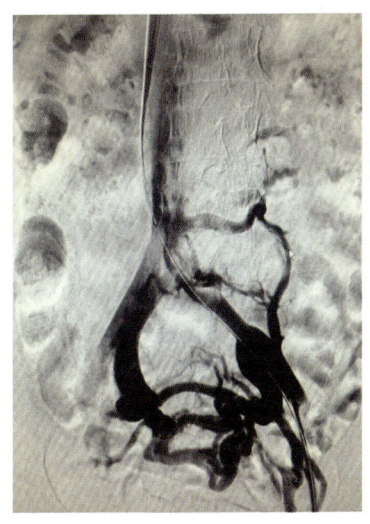

图 3.25　术前髂静脉造影片

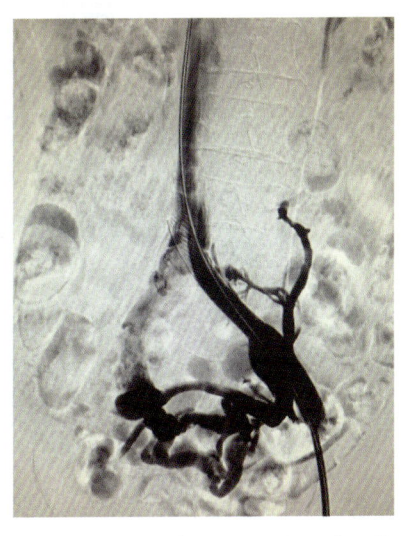

图 3.26　髂静脉支架植入术后造影片

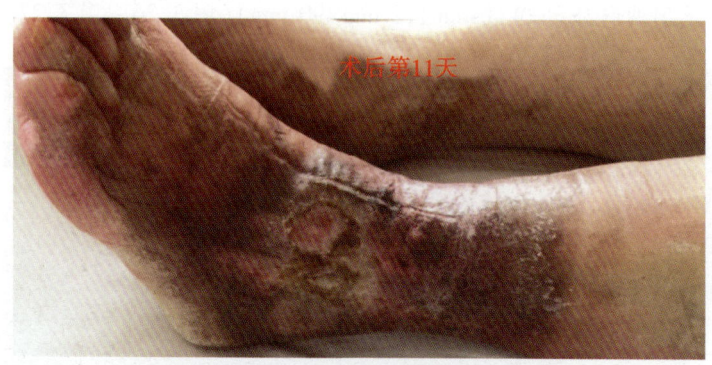

图 3.27　术后第 11 天左侧外踝溃疡明显缩小

非血栓性髂静脉受压综合征 PPT

(李　黎　张　婉　徐　欣)

3.3　下肢深静脉血栓形成后综合征

3.3.1　概述

3.3.1.1　定义

深静脉血栓形成后综合征(postthrombotic syndrome, PTS)是由急性深静脉血栓形成(DVT)发展而来的慢性静脉功能不全性疾病，PTS 虽然不如 DVT 后另一并发症肺栓塞那样严重，但是 PTS 仍然是急性深静脉血栓形成的最重要的晚期并发症,并且是造成社会经济负担加重的众多慢性疾病之一。

3.3.1.2 流行病学

Coon 等估计,在美国有 5% 的人存在严重的血栓后综合征,即 600 万~700 万人出现淤血改变,40 万~50 万人可出现腿部溃疡。

Mohr 等在 25 年的回顾性队列研究中发现,在 1 527 名 DVT 或 PE 患者中,有 245 名出现了慢性静脉功能不全,1 年、5 年、10 年和 20 年的累积发病率分别为 7.3%、14.3%、19.7% 和 26.8%。到 20 年时,患者的静脉溃疡累计发生率为 3.7%。因此,PTS 的发病率在静脉血栓栓塞(venous thromboembolism,VTE)发生后持续上升了 20 年。Prandoni 等也证实了 PTS 的发生率为 2 年 22.8%、5 年 28.0% 和 8 年 29.1%。此外,在 40 岁或更年轻的患者中,Moh 等证明了 PTS 在近端深静脉血栓形成患者发生的可能性比单纯远端深静脉血栓形成的患者高 3 倍。

3.3.1.3 发病机制

PTS 的严重临床表现是静脉高压造成的结果,它是由包括瓣膜反流、持续性静脉阻塞和这两种异常的解剖分布在内的多种因素共同决定的。然而,尽管瓣膜反流在血栓后后遗症中很重要,但急性深静脉血栓形成并不一定造成瓣膜破坏,多达 1/3 的 DVT 后患者可能没有慢性临床症状。事实上,在最初发生血栓形成的静脉节段中,只有 33%~59% 在 1 年后的双功超声检查中发现存在反流。

这些临床发现有组织学证据的支持,血栓组织很少累及瓣膜。在大多数情况下,血栓与瓣膜有明确的分界线,这可能是瓣膜内皮的局部纤维蛋白溶解活性引起的。这种保护机制似乎会失效,在大约 10% 的情况下可见血栓黏附到瓣膜上。初期血栓粘连可能是血栓后综合征的组织学表现,此类肢体中大约 50% 的腘静脉瓣膜上有血栓形成,且通常面向瓣膜窦侧,伴随着内皮和基膜的缺失。

较新的数据显示,血栓残留量较大的患者有较高的 PTS 发生率和较高的复发率。与接受溶栓治疗的患者相比,接受抗凝治疗的患者出现较高的 PTS 发生率,进一步说明了这一点。此外,血栓事件早期自然病程中的几个因素,包括再通率、反流程度、反流和阻塞的解剖分布和血栓再发,似乎可以影响最后瓣膜功能不全和 PTS 的发生。此外,较高的体重指数已被证明是 PTS 的一个危险因素。与瓣膜功能正常的节段相比,存在反流的静脉段再通需要 2.3~7.3 倍的时间,具体时间依据受累部位不同而异。复发性血栓也会损害瓣膜功能。在血栓复发段有 36%~73% 静脉瓣膜发生反流,明显高于无血栓复发的静脉节段。与这些观察结果相一致的是,复发性血栓形成患者 PTS 的风险是无血栓复发患者的 6 倍。

3.3.1.4 疾病分级及评价系统

PTS 的评分工具包括 Villalta 评分、Ginsberg 评分和 Brandjes 评分及其他一些诊断慢性静脉疾病工具,如 CEAP 分类、VCSS 评分和 Widmer 评分等。

2008 年在维也纳,国际血栓和止血学会(International Society of Thrombosis and Hemostasis, ISTH)将 Villalta 评分作为 PTS 评估和分级的标准。Villalta 评分 0~4 分提示无 PTS,≥5 分提示存在 PTS:5~9 分为轻度,10~14 分为中度,≥15 分或溃疡为重度。

3.3.1.5 临床表现

患肢常常出现静脉曲张、肿胀、疼痛、色素沉着、溃疡等症状,严重影响患者的生活质量。多达 29%~79% 的患者可能有不同程度的临床表现,如疼痛、水肿、沉重或色素沉着。仅 7%~23% 的患者可有严重的症状,只有 4%~6% 的患者发生溃疡。

3.3.1.6 辅助检查与诊断标准

目前尚无单一金标准诊断 PTS,诊断 PTS 主要根据 DVT 病史及 PTS 症状和体征的评分。由于 PTS 是一种慢性疾病,推荐 DVT 急性期疼痛和肿胀消失至少 3 个月进行诊断,因此 PTS 诊断一般应延迟至 DVT 急性期之后,常规至少在 DVT 发生后 1 年。Villalta 评分主要评估内容包括 5 项主观静脉症状(疼痛、痉挛、沉重感、感觉异常和瘙痒)和 6 项客观静脉体征(胫骨前水肿、皮肤硬化、色素沉着、发红、静脉扩张和小腿按压疼痛)以及 DVT 患肢是否存在溃疡。具体评分如表 3.2 所示，Villalta 评分 0~4 分提示无 PTS，≥5 分提示存在 PTS：5~9 分为轻度、10~14 分为中度、≥15 分或溃疡为重度。对于无明确 DVT 病史且有 PTS 临床表现的患者，可行加压超声检查。对于怀疑髂静脉阻塞的患者，可行 CT、MRI 或对比静脉造影(同时行或不行血管内超声检查)，如此可诊断 PTS 并指导治疗。但静脉造影属侵入性检查手段，不推荐常规用于症状轻微不显著影响肢体日常功能的患者(表 3.2)。

表 3.2　Villalta 评分

临床表现	无	轻度	中度	重度
症状				
疼痛	0	1	2	3
痉挛	0	1	2	3
沉重感	0	1	2	3
感觉麻木	0	1	2	3
瘙痒	0	1	2	3
体征				
胫前水肿	0	1	2	3
色素沉着	0	1	2	3
静脉曲张	0	1	2	3
浅静脉炎	0	1	2	3
皮肤硬结	0	1	2	3
腓肠肌压痛	0	1	2	3
静脉性溃疡	无	—	—	有

0~4 分提示无 PTS，≥5 分提示存在 PTS：5~9 分为轻度、10~14 分为中度、≥15 分或溃疡为重度

Ginsberg 评分是在观察髋关节或膝关节置换术后评价 PTS 形成的横断面研究中设计的。在 Ginsberg 这项研究中，PTS 的诊断：

①典型疼痛和肿胀-站立和垂直活动后加重,休息和水平位缓解—慢性(每天症状至少 1 个月),持续性,在 DVT 后 6 个月或更长时间发生;②光电容积描记,静脉多普勒或空气体积描记法显示静脉瓣膜功能不全。患者存在持续性管腔闭塞的不诊断为 PTS。有症状但无反流或反流但无症状的患者被认为没有 PTS。

Kahn 等比较了 Ginsberg 评分和 Villalta 评分对患者健康相关生活质量和静脉瓣膜反流(作为慢性静脉疾病的生理指标)的影响。在这项研究中他们发现,当使用 Villalta 评分时 1 年诊断的 PTS 的患者人数是 Ginsberg 评分诊断的 PTS 患者人数的 5 倍。他们还发现,在使用 Ginsberg 评分时诊断出的患者,Villalta 评分的平均数值较高,生活质量评分较低,这表明 Ginsberg 评分只适用于对那些病情较严重患者的诊断。此外,Ginsberg 评分并不能评估病情的严重程度,也排除了以闭塞为主的深静脉疾病患者。

Brandjes 评分是在一项研究弹力袜治疗对症状的近端 DVT 患者影响的实验中设计的。类似于 Villalta 评分,评分指标为一些主观和客观指标。评分依据主要参考其他评分体系的标准,并根据连续两次间隔 3 个月随访的评分将患者的 PTS 进行分级。3 分以上(包括一个客观标准)诊断为轻中度 PTS,而 4 分以上的诊断为重度 PTS。此外,静脉溃疡评分为 4 分,而所有其他标准评分为 1 分,因此,任何患者 DVT 后存在静脉溃疡将被列为重度 PTS(表 3.3)。

表 3.3 Brandjes 评分

主观标准		客观标准	
症状	分值	体征	分值
小腿自发性疼痛	1	小腿周径增加 1 cm	1
大腿自发性疼痛	1	踝部周径增加 1 cm	1
站立或行走时小腿疼痛	1	色素沉着	1
小腿自发性疼痛	1	静脉曲张	1
足或小腿水肿	1	新形成的静脉曲张	1

续表 3.3

主观标准		客观标准	
症状	分值	体征	分值
肢体"沉重"	1	静脉炎	1
自发性和站立或行走时疼痛	1	静脉溃疡	4
日常活动受累	1		

3.3.2 治疗

3.3.2.1 手术疗法

(1)改善血液回流障碍

1)旁路转流术:目的是在闭塞近、远段静脉之间搭桥,使远端的高压静脉血液可以经此而回流,起到减压作用。综合多数学者经验,的确可取得一定成效。

ⅰ.大隐静脉交叉转流术:1958 年 Palma 首先倡用,1968 年起 Dale 对此加以推广,因而称为 Palma-Dale 手术,又称大隐静脉交叉转流术。

●适应证:手术原理是利用健侧大隐静脉,通过耻骨上腹壁隧道,与闭塞远端的髂-股静脉吻合。对深静脉血栓形成后综合征来说,适用于局段型中央病变,也可应用于一部分全肢型病变。手术的适应证必须严格掌握,要求通过静脉造影证实。①单侧性局限于髂-股静脉阻塞;②远段股浅静脉通畅;③健侧的髂-股静脉,包括腔静脉系统在内,都必须处于通畅状态;④健侧的大隐静脉通畅且无扭曲病变,大隐静脉内径>3 mm。

●手术方法:先进行患侧手术。在腹股沟韧带下,纵向切开,显露股总静脉,找到闭塞段,向远端追踪,直至充分显露通畅段为止。暂用消毒巾覆盖,然后在健侧腹股沟韧带下切开,显露隐-股静脉连接处,仔细解剖大隐静脉,结扎分支。用手指在耻骨上区形成皮下隧道。用悬带或橡皮导管测定健侧隐股静脉连接点到患侧闭塞远端通畅静脉间的距离,用来指导解剖大隐静脉所需长度,其分支均需结扎切断。所有出血点均妥善结扎止血后,静脉注射肝素溶液达到肝素化。用无损伤钳在隐股静脉连接处阻断大隐静脉,小心地将大隐静脉穿过皮下隧道,切勿发生旋转或扭曲。用肝素溶液注满大隐静脉,在距离断端 4 cm 处暂用弹力血管夹阻断。用无损伤钳部分阻断患侧闭塞段远端通畅静脉,在前外侧切除椭圆形一小片静脉壁,形成的开口约相当于大隐静脉断端。然后用 7-0 无损伤血管缝线做大隐静脉和股静脉的端-侧吻合。于其远端可做暂时性股动静脉瘘,以保障吻合口通畅,术后 6～8 周将动静脉瘘结扎。

●术后处理:包扎小腿弹力绷带,鼓励早期活动,抗凝治疗 1～2 周。

ii. 原位大隐静脉-腘静脉转流术:1968 年,Husni 提出对下肢深静脉血栓形成后,股-腘静脉功能不全或阻塞的患者,施行原位大隐静脉-腘静脉转流术,又称 Husni 手术。

●适应证:施行 Husni 转流术的患者,必须在静脉造影中证实。①病变仅局限于大腿的股腘静脉;②近端从隐-股连接处开始,股总静脉、髂静脉和下腔静脉系统通畅;③远端腘静脉和小腿的胫、腓静脉也完全通畅;④同侧大隐静脉通畅,没有曲张性病变,瓣膜功能健全,内径 3 mm 以上。

●手术方法:取膝内侧切口,显露远端腘静脉及其胫、腓静脉分支,在通畅段选定吻合处,用悬带或导管穿过。从切口中解剖游离出一段大隐静脉,切断后远端结扎,近端必须留有充分长度,使它能和腘静脉做端-侧吻合。然后,在两个切口之间做斜行皮下隧道。最后,将大隐静脉和腘静脉做端-侧吻合。必要时,可在吻合口远侧建立暂时性动静脉瘘,既保证吻合口不易发生血栓形成,又可使大隐静脉的管径扩大,增加血液回流量。

●术后处理:小腿用弹力绷带包扎,鼓励早期活动,常规抗凝治疗。综合文献报道,手术成功率约为 80%。

2) 暂时性动静脉瘘:闭塞静脉远侧段暂时性动静脉瘘的机制,在于高压动脉血进入静脉后,可使向近心端回流的静脉侧支开放、扩张,增加回流量,降低患肢的静脉高压,使病情缓解。1985 年,Edwards 观察到一种现象,即在治疗髂静脉闭塞症时,以聚四氟乙烯(PTFE)人造血管做 Palma-Dale 手术,又在吻合口的远心端建立动静脉瘘,术后不久 PTFE 血管虽因血栓形成而闭塞,但病情却有好转,静脉造影显示盆腔内出现不少粗大的侧支。1987 年,Sawchuk 等通过大白鼠动物实验证实,在制成髂-股静脉闭塞模型后,于其远心端做动静脉瘘,数周后闭塞段近、远侧段之间形成丰富的侧支,从而大幅度增加患肢静脉的回流量,发挥有效的治疗作用。

ⅰ.适应证:①自体大隐静脉为多支型或口径细小,无法施行 Palma-Dale 手术;②大隐静脉自身病变,或已经切除者;③双侧髂-股静脉闭塞者。

ⅱ.手术方法:在大腿根部,沿缝匠肌内侧肌间沟做纵向切口,解剖和游离各一段股浅动、静脉,选择组织结构正常或接近正常血管处以建立吻合口转流。取同侧或对侧大隐静脉一段,长 4~6 cm,内径应大于 3 mm。如大隐静脉条件有限,则可取其他相应的静脉替代。然后,阻断股浅动、静脉,在两者之间搭桥,形成动静脉瘘。最后在近动脉瘘口处,将一根 1 号尼龙线,宽松绕移植桥两圈,两线头共置于切口皮下。4~6 个月后,打开切口将尼龙线抽紧打结,关闭动静脉瘘。

(2)纠正血液倒流　这类手术的适应证是深静脉血栓形成后,远端静脉管腔完全再通,但瓣膜功能破坏,血液倒流。手术前需行静脉造影证实。手术方法有以下两种:腘静脉外肌襻成形术和自体带瓣静脉段移植术。疗效并不能令人满意。20 世纪 60 年代以后,不少学者对采用自体带瓣静脉段移植术治疗深静脉血栓形成后综合征,进行过多方面的探索。近年来,学者们对瓣膜替代物做了大量探索性研究。主要包括:①将静脉壁的全部或部分向腔内翻转形成一个瓣膜样结构;②利用不锈钢、铂等,制造人工瓣膜;③移植冷冻保存的静脉或心脏瓣膜;④设计在管壁外规律性压迫静脉的装置,模拟静脉瓣膜功能;⑤利用组织工程技术构建瓣膜支架,置入培养的静脉内皮细胞;⑥带瓣膜静脉段支架移植。这些方法目前都还处于实验阶段。

凡是足靴区出现明显营养性病变者,说明踝交通支静脉功能不全,浅静脉已成为淤血池,都适应做大隐静脉高位结扎术、小腿浅静脉剥脱和交通静脉结扎术。也可以采取激光腔内闭合术、硬化剂等微创治疗的方法。

3.3.2.2 腔内治疗

髂-股静脉支架成形术:PTS 髂股静脉闭塞患者常表现为髂股静脉长短闭塞病变,腔内开通的难度远大于非血栓性髂静脉受压的治疗。合适的入路选择很重要,髂-股静脉闭塞球囊扩张和支架成形术,可通过颈静脉和对侧股静脉的逆向途径操作,也可在超声引导下,由大腿中段股静脉或腘静脉顺向途径开通髂-股静脉。但对于长段髂-股静脉闭塞患者,入路以到达病变处"最短距离"为原则(增加支撑)。静脉因为低压力,入路并发症的发生率较低。

当髂-股静脉完全闭塞时,静脉造影可以提示导丝通过闭塞部位的方向,慢性静脉闭塞的开通是富有挑战和耗时的过程,是否能开通并不能根据闭塞的范围和静脉造影的表现准确预测,有时静脉造影表象很是令人失望的病例,在通过采用不同导丝、导管(支撑导管)、鞘和球囊辅助的情况下可以顺利开通,导丝是否已通过闭塞段应通过看导丝前行状态及导丝前行的阻力。慢性静脉闭塞的开通耐力是关键之一,万一第一次手术失败,再一次或多次尝试也许能有助于开通完全闭塞性病变。多次小剂量造影剂注射(如出现侧支)和多角度 X 射线透视可以确定导丝在血管内前行。术中出现穿孔和少量造影剂外渗并不影响手术进程,可以插回导丝、导管,重新调整导丝和导管的方向继续操作,如有大量的造影剂外渗则应终止手术操作,可等待 1~2 周后再次尝试开通髂股静脉闭塞段。切忌未完全确认导丝在静脉腔内情况下就盲目行球囊扩张,否则可能导致严重的出血并发症。慢性静脉闭塞的开通可联合选用直头、带有角度和"J"形头端及不同尺寸(457.2~889.0 μm;0.018~0.035 in)软、硬导丝和支撑导管(直头或带角度头端)。一旦进入正确的平面,可使导丝形成"袢形"在导管或支撑导管的支撑下快速前行,这样很少会出现穿孔。当导丝通过髂总静脉进入髂-下腔静脉汇合处时,通常遭遇额外的阻力,再调整导丝和导管的轴向支撑,则可突破闭塞进入下腔静脉。导丝成功进入下腔静脉后应该交换导管注射造影剂证实。

在一些髂-股静脉闭塞的患者,虽然导丝或支撑导管已成功进入下腔静脉,但交换造影导管或一般球囊仍无法通过闭塞段,这时可选用强支撑的小管径球囊导管(如 3~4 mm 的 Reekross 球囊)进行预扩张,然后再选用合适管径的球囊,扩张整个闭塞或狭窄段。对于髂总静脉至下腔静脉一般国人选用 12~14 mm 管径的球囊进行扩张,髂外和股总静脉一般选用 10~12 mm 管径的球囊进行扩张。对于髂-股静脉闭塞的患者球囊扩张后放置支架是必需的,因经扩张后闭塞段很快将发生弹性回缩及继发血栓形成而导致手术失败。选择支架的管径与球囊扩张的管径相同,如选择支架的管径太小常常导致支架植入后再闭塞,髂-股静脉支架的放置首先要保证维持支架内足够流动的血液,因此,整个病变段均需支架覆盖。一般而言,支架的近端应伸入下腔静脉 1~3 cm,支架间应重叠至少 3 cm(以防支架分离),即使二支架间有相对的非病变区(<5 cm)也不应留有支架"裸区"(容易引起支架再狭窄和闭塞),支架远端可跨过腹股沟韧带进入股总静脉(通常股总静脉的近端有严重的病变,建议选择编织型支架覆盖股总静脉段),股深静脉、大隐静脉及其分支可提供支架足够的流入血量。静脉支架植入后通常需要后扩,以确保支架和血管贴壁及支架之间不易分离。

3.3.3　并发症

髂-股静脉闭塞的患者应用上述管径球囊进行扩张时,出现破裂出血现象者罕见,即使有破裂出血往往也被静脉周围的组织所包裹(静脉压力低),而不导致任何严重的并发症,血肿可通过 CT 证实,通常作观察保守治疗。在局麻下髂-股静脉闭塞的患者,应用上述管径球囊进行扩张时,可出现明显的腰背部疼痛,放置支架后有的患者出现腰背部酸痛,持续数天甚至数月,可应用止痛药缓解症状。

3.3.4 预后

目前PTS的各种外科治疗方法,包括旁路转流术、暂时性动静脉瘘、腘静脉外肌袢成形术、自体带瓣静脉段移植术等,虽然能在一定程度上缓解临床症状,但均不能达到根治的目的。近年来由于材料和技术的进步,特别是强支撑导管、小外径球囊和大直径支架的出现,髂-股静脉闭塞腔内治疗的效果达到了显著的改善。Raju等报道了1 500例非血栓性髂静脉受压和PTS患者的支架治疗,PTS患者3年和5年的通畅率为74%和89%。我们统计了近5年来完成的血栓后髂-股静脉闭塞腔内治疗112病例(118条肢体),技术成功率约95%,腔内开通后髂-股静脉3年的通畅率、辅助通畅率分别是70%和90%,并且患者肢体肿胀、疼痛和溃疡均有较高的缓解率。髂-股静脉闭塞腔内治疗术后,建议联合使用口服抗凝和抗血小板药物治疗6个月以上,后改为抗血小板治疗终身。

3.3.5 典型病例

【典型病例3.4】

患者女性,56岁。左下肢深静脉血栓形成8年,反复左小腿肿胀伴色素溃疡半年。

查体:左小腿轻度肿胀,足靴区见片状伴色素溃疡形成,溃疡面积12 cm×8 cm,溃疡基底湿润伴污秽渗出,左足背动脉搏动扪及(图3.28)。

左下肢深静脉顺行造影:提示左下肢深静脉血栓形成后,左髂静脉和股总静脉闭塞(图3.29)。

治疗过程:经左腘静脉穿刺行左髂股静脉球囊扩张+支架成形术(图3.30)。

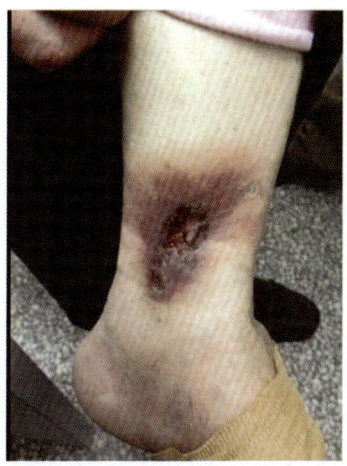

图 3.28 足靴区溃疡术前外观

左下肢足靴区见片状色素伴溃疡形成,溃疡面积 12 cm×8 cm,溃疡基底湿润伴污秽渗出

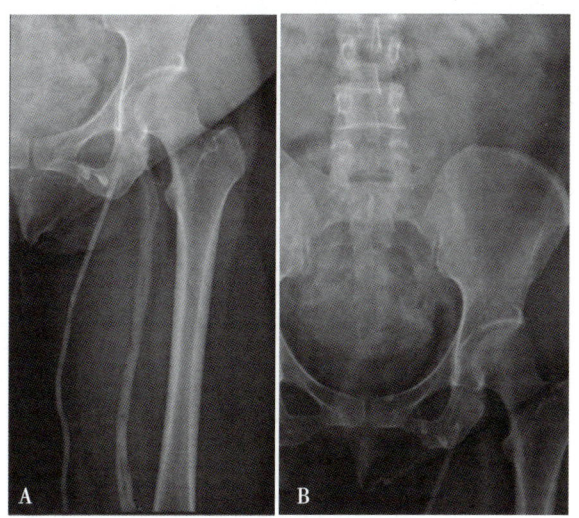

图 3.29 左下肢深静脉顺行造影

A. 左股静脉和大隐静脉通畅 B. 左髂静脉和股总静脉显影不良,盆腔见侧支静脉显影,提示髂股静脉狭窄/闭塞

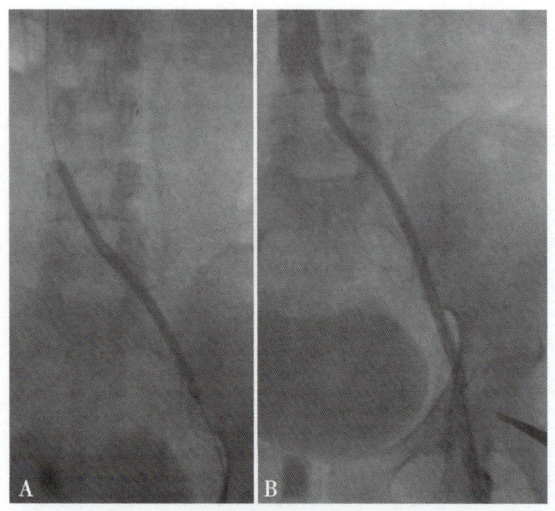

图 3.30　左髂股静脉球囊扩张支架成形术

A. 左髂股静脉球囊扩张术（6 mm×120 mm）　B. 左髂股静脉支架成形术（14 mm×120 mm 和 12 mm×90 mm），造影见左髂股静脉通畅，盆腔静脉侧支消失

下肢深静脉血栓形成后综合征 PPT

（殷敏毅）

参考文献

[1] 吴云鹏,梁子钧.生物流变学[M].北京:高等教育出版社,1988:367-368.

[2] 李维敏,蒋米尔.髂静脉压迫综合征[J].中国实用外科杂志,2001,21(5):301-303.

[3] 蒋俊豪,王玉琦.共识报告:慢性静脉病变CEAP分级法的修订[J].中华外科杂志,2006,44(1):59-61.

[4] 翟国钧,董国祥,栾景源.下肢静脉曲张与Cockett综合征关系的临床分析[J].中华普通外科杂志,2004,19(5):269-271.

[5] 董国祥.应重视髂静脉压迫综合征的诊断和治疗[J].中国血管外科杂志:电子版,2012,4(1):1-5.

[6] 张为龙,王景德.左髂总静脉受压和静脉内枯连结构[J].临床应用解剖学杂志,1984,2(2):86-88.

[7] 赵渝,李德卫等.髂静脉受压综合征的解剖基础[J].中国实用外科杂志,2003,12(23):745-746.

[8] 盛华均,孙善全.髂总静脉的形态学研究及其临床意义[J].中国临床解剖学杂志,2005,23(6):612-616.

[9] 顾小平,张柏根,杨之晖.髂静脉压迫综合征[J].心血管病进展,1996,17(1):29-31.

[10] 周立明,陈文卫,赫力周,等.下肢静脉血栓病变的彩色多普勒血流显像[J].医学影像学杂志,2004,14(4):286-287.

[11] 顾鹏,敬华娥,张敏惠,等.髂静脉不完全阻塞的彩色多普勒超声诊断及漏诊原因分析[J].中国医学超声杂志,2006,3(2):112-114.

[12] 何运良,蒋米尔.髂静脉压迫综合征的诊治进展[J].临床外科杂志,2007,15(3):208-209.

[13] 吴春根,周康荣.多层螺旋CT血管造影术[J].临床放射学杂志,2002,21(4):397-399.

[14] 赵志新,王超英,虞辛强,等.多层螺旋CT髂静脉成像临床应用价值[J].实用放射学杂志,2007,23(10):1403-1405.

[15] 沈莉,顾建平.髂静脉受压综合征的影像诊断进展[J].介入放射学杂志,2012,19(1):75-78.

[16] 冯敏,王书智,顾建平,等.磁共振成像在髂静脉受压综合征中的诊断价值[J].介入放射学杂志,2008,17(1):26-28.

[17] 官云彪,陈幸生,林梃,等.髂静脉压迫综合征的腔内介入治疗[J].中国医生进修杂志,2008,31(29):38-40.

[18] 李晓强,桑宏飞,戎建杰,等.左髂静脉狭窄或闭塞的介入治疗[J].中华普通外科杂志,2008,23(3):190-192.

[19] 孙辉红,陈群林,林征宇,等.直接法多层螺旋CT髂静脉成像诊断髂静脉压迫综合征[J].中国医学影像技术,2011,27(9):1792-1795.

[20] 王汉军,黄新天.髂静脉受压综合征的研究近况[J].中国现代普通外科进展,2010,2(13):134-136.

[21] 殷敏毅,蒋米尔.深静脉血栓形成后综合征及其临床诊治[J].中国实用外科杂志,2010,30(12):1028-1030.

[22] LAL B K. Venous ulcers of the lower extremity: Definition, epidemiology, and economic and social burdens[J]. Semin Vasc Surg,2015,28(1):3-5.

[23] ABBADE L P, LASTÓRIA S. Venous ulcer: epidemiology, physiopathology, diagnosis and treatment[J]. International Journal of Dermatology,2005,44(6):449-456.

[24] CABRERA J, CABRERA J J R, GARCIA-OLMED M A. Treatment of varicose long saphenous veins with sclerosant in microfoam form: long-term outcomes[J]. Phlebology,2000,15(1):19-23.

[25] TESSARI L, CAVEZZI A, FRULLINI A. Preliminary experience with a new sclerosing foam in the treatment of varicose veins[J].

Dermato Surg,2001,27(1):58-60.

[26] LINTON R R. The communicating veins of the lower leg and the operative technic for their ligation[J]. Ann Surg,1938,107(4):582-593.

[27] HAUER G, BARKUN J, WISSER I, et al. Endoscopic subfascialdiscission of perforating veins[J]. Surg Endosc,1988,2(1):5-12.

[28] O'DONNELL. Surgical treatment of incompetent communicating veins[M]//Bergan J J, Kismer R L. Atlas of venous surgery. Philadelphia:W B Saunders,1992:111-124.

[29] WITTENS C H,PIERIK R G,VAN URK H. The surgical treatment of incompetent perforating veins[J]. Eur J Vasc Endovasc Surg,1995,9(1):19-23.

[30] VAN GENT W B,HOP W C,VAN PRAAG M C,et al. Conservative versus surgical treatment of venous leg ulcers:a prospective, randomized,multicenter trial[J]. J Vasc Surg,2006,44(3):563-571.

[31] KLEM T,WITTENS C. Cryoperforator surgery:a new treatment of incompetent perforating veins[J]. Vasc Endovasc Surg,2008,42(3):239-242.

[32] EKLÖF B,RUTHERFORD R B,BERGAN J J,et al. Revision of the CEAP classification for chronic venous disorders:consensus statement[J]. J Vasc Surg,2004,40(6):1248-1252.

[33] THOMAS M L, FLETCHER E W, COCKETT F B, et al. Venous collaterals in external and common iliac vein obstruction[J]. Clin Radiol,1967,18(4):403-411.

[34] MCMURRICH J P. The occurrence of congenital adhesions in the common iliac veins and their relation to thrombosis of the femoral and iliac veins[J]. Am J Med Sci,1908,135(3):342-346.

[35] MAY R, THURNER J. The cause of the predominantly sinistral occurrence of thrombosis of the pelvic veins[J]. Angiology, 1957, 8(5): 419-427.

[36] NEGLEN P, RAJU S. Intravascular ultrasound scan evaluation of the obstructed vein[J]. J Vasc Surg, 2002, 35(4): 694-700.

[37] FORAUER A R, GEMMETE J J, DASIKA N L, et al. Intravascular ultrasound in the diagnosis and treatment of iliac vein compression(May-Thurner) syndrome[J]. J Vasc Interv Radiol, 2002, 13(5): 523-527.

[38] RAJU S. Best management options for chronic iliac vein stenosis and occlusion[J]. J Vasc Surg, 2013, 57(4): 1163-1169.

[39] MORELAND N C, JIKI M U, MATSUMURA J S, et al. Decreased incidence of left common iliac vein compression in patients with abdominal aortic aneurysms[J]. J Vasc Surg, 2006, 44(3): 595-600.

[40] RAJU S, NEGLEN P. High prevalence of nonthrombotic iliac vein lesions in chronic venous disease: a permissive role in pathogenicity[J]. J Vasc Surg, 2006, 44(1): 136-144.

[41] VERHAEGHE R. Iliac vein compression as anatomical cause of thrombophilia: Cockett's syndrome revisited[J]. Thromb Haemost, 1995, 74(6): 1398-1401.

[42] MARSTON W, FISH D, UNGER J, et al. Incidence of and risk factors for iliocaval venous obstruction in patients with active or healed venous leg ulcers[J]. J Vasc Surg, 2011, 53(5): 1303-1308.

[43] BLATTLER W, BLATTLER I K. Relief of obstructive pelvic venous symptoms with endoluminalstenting[J]. J Vasc Surg, 1999, 29(3): 484-488.

[44] RAJU S. Long-term outcomes of stent placement for symptomatic non-thrombotic iliac vein compression lesions in chronic

venous disease[J]. J Vasc Interv Radiol,2012,23(4):497-502.

[45] LU X,YE K,LI W,et al. Endovenous ablation with laser for great saphenous vein insufficiency and tributary varices:a retrospective evaluation[J]. Journal of Vascular Surgery, 2008, 48(3):675-679.

[46] CHUNG J W,YOON C J,JUNG S I,et al. Acute iliofemoral deep vein thrombosis:evaluation of underlying anatomic abnormalities by spiral CT venography[J]. J Vasc Interv Radiol,2004,15(3):249-256.

[47] KIBBE M R, UJIKI M, GOODWIN A L, et al. Iliac vein compression in an asymptomatic patient population[J]. J Vasc Surg,2004,39(5):937-943.

[48] HURST D R,FORAUER A R,BLOOM J R,et al. Diagnosis and endovascular treatment of iliocaval compression syndrome[J]. J Vasc Surg,2001,34(1):106-113.

[49] KUNDU S, LURIE F, MILLWARD S F, et al. Recommended reporting standards for endovenous ablation for the treatment of venous insufficiency:joint statement of the american venous forum and the society of interventional radiology[J]. J Vasc Interv Radiol,2009,20(7):S417-S424.

[50] MARSTON W A, OWENS L V, DAVIES S, et al. Endovenous saphenous ablation corrects the hemodynamic abnormality in patients with CEAP clinical class 3-6 CVI due to superficial reflux [J]. Vasc Endovasc Surg,2006,40(2):125-130.

[51] VASQUEZ M A, MUNSCHAUER C E. Venous clinical severity score and quality-of-life assessment tools:application to vein practice[J]. Phlebology,2008,23(6):259-275.

[52] PERRIN M. The impact on quality of life of symptoms related to chronic venous disorders [J]. Medicographia, 2006, 28:146-152.

[53] KAKKOS S K, RIVERA M A, MATSAGAS M I, et al. Validation of the new venous severity scoring system in varicose vein surgery [J]. J Vasc Surg, 2003, 38(2): 224-228.

[54] MEISSNER M H, NATIELLO C, NICHOLLOS S C. Performance characteristics of the venous clinical severity score [J]. J Vasc Surg, 2002, 36(5): 889-895.

[55] COCKETT F B, THOMAS M L. The iliac compression syndrome [J]. Br J Surg, 1965, 52(10): 816-821.

[56] MAY R, THURNER J. The cause of the predominantly sinistral occurrence of rombosis of the pelvic veins [J]. Angiology, 1957, 8(5): 419-427.

[57] DAVID M, STRIFFLING V, BRENOT R, et al. Acquired Cockett's syndrome. Report of three cases surgically treated with two unusual types [J]. Ann Chir, 1981, 35(2): 93.

[58] NEGUS D, FLETCHER E W, COEKETT F B, et al. Compression and band formation at the mouth of the left common iliac vein [J]. Br J Surg, 1968, 55(5): 369-374.

[59] JONES W, TAYLOR I, STODDARD C J. Common iliac veoccurring in siblings [J]. Br J Surg, 1973, 60(8): 663-664.

[60] ERICH W E, KRUMBHARR E B. A frequent obstructive anomaly of the mouth of the left commen iliac vein [J]. Am Heart J, 1943, 26(9): 737.

[61] DE BAST Y, DAHIN L. May-Thurner syndrome will be completed [J]. Thromb Res, 2009, 123(3): 498-502.

[62] BOMALASKI M D, MILLS J L, ARGUESO L R, et al. Iliac vein compression syndrome: an unusual cause of varicocele [J]. J Vasc Surg, 1993, 18(6): 10-18.

[63] HURST D R, FORAUER A R, BLOOM J R, et al. Diagnosis and endovascular treatment of iliocaval compression syndrome [J]. J Vasc Surg, 2001, 34(1): 106-113.

[64] TAHELL S A, WILLIAMS J, POWELL S. Iliacaval compression syndrome[J] Am J Surg,1987,154(2):169-172.

[65] LAMONT J P, PEAL G J, PATETSIOS P, et al. Prospective evalution of endoluminal venous stents in the treatment of the May-Thurner syndrome[J]. Am Vas Surg,2002,16(1):61-64.

[66] BERGER A, JAFFE J W, YORK T N. Iliac compression syndrome treated with stent placement[J]. J Vasc Surg,1995,21(3):510-514.

[67] DELIS K T, BJARNASON H, WENNBERG P W, et al. Successful iliac vein and inferior vena cava stenting ameliorates venous claudication and improves venous outflow, calf muscle pump function, and clinical status in post-thrombotic syndrome[J]. Ann Surg,2007,245(1):130-139.

[68] O'SULLIVAN G J, SEMBA C P, BITTNER C A, et al. Endovascular management of iliac vein compression(May-Thurner) syndrome [J]. J Vasc Interv Raadiol,2000,11(7):823-836.

[69] CILB E, AKPINAR E, KARCAALTINCABA M. Case 76:May-Thurner syndrome[J]. Radiology,2004,233(2):361-365.

[70] KWAK H S, HAN Y M, LEE T S, et al. Stent in common iliac vein obstruction with acute ipsilateral deep venous thrombosis: early and late results[J]. J Vase Interv Radiol,2005,16(6):815-822.

[71] PATEL N H, STOOKEY K R, KETCHAM D B, et al. Endovascular management of acute extensive iliofemoral deep venous thrombosis caused by May-Thurner syndrome[J]. J Vas Interv Radiol,.2000,11(10):1297-1302.

[72] MCMURRICH J P. The occurrence of congenital adhesions in the commen iliac veons adn their relation to thrombosis of the femeral and iliac veins [J]. Am J Med Sci,1908,135(3):342.

[73] CAGGIATI A, BERGAN J J, GLOVICZKI P, et al. An international interdisciplinary consensus committee on venous anatomical terminology. Nomenclature of the veins of the lower limbs: an international interdisciplinary consensus statement[J]. J Vasc Surg, 2002, 36(2):416-422.

[74] ROSALES A, SANDBAEK G, JORGENSEN J J. Stenting for chronic post-thrombotic vena cava and iliofemoral venous occlusions: midterm patency and clinical outcome[J]. Eur J Vasc Endovasc Surg, 2010, 40(2):234-240.

[75] RAJU S. Best management options for chronic iliac vein stenosis and occlusion[J]. J Vasc Surg, 2013, 57(4):1163-1169.

[76] YIN M, SHI H, YE K, et a1. Clinical assessment of endovascular stenting compared with compression therapy alone in post-thrombotic patients with iliofemoral obstruction[J]. Eur J Vasc Endovasc Surg, 2015, 50(1):101-107.

[77] YE K C, LU X W, JIANG M, et al. Technical details and clinical outcomes of transpopliteal venous stent placement for postthrombotic chronic total occlusion of the iliofemoral vein[J]. J Vasc Interv Radiol, 2014, 25(6):925-932.

[78] LABROPOULOS N, GASPARIS A P, PEFANIS D, et al. Secondary chronic venous disease progresses faster than primary[J]. J Vasc Surg, 2009, 49(3):704-710.

[79] RAJU S, DARCEY R, NEGLEN P. Unexpected major role for venous stenting in deep reflux disease[J]. J Vasc Surg, 2010, 51(2):401-408.

[80] WANG R H, WANG X, LIU G, et al. Technique and clinical outcomes of combined stent placement for postthrombotic chronic total occlusions of the iliofemoral veins[J]. J Vasc Interv Radiol, 2017, 28(3):373-379.

[81] YE K C, SHI H H, YIN M Y, et al. Treatment of femoral vein obstruction concomitant with iliofemoral stenting in patients with severe post-thrombotic syndrome[J]. Eur J Vasc Endovasc Surg, 2018, 55(2):222-228.

4 多因性血管创面的血管外科处理

4.1 肢体动静脉畸形创面

4.1.1 概述

4.1.1.1 定义

血管畸形是指胚胎血管发生过程中结构异常,血管内皮细胞无异常增殖,整齐排列成管腔,周围有正常网状结缔组织包绕,可见平滑肌组织,随年龄而逐渐增大,不会发生自然消退。血管畸形主要包括毛细血管畸形、静脉畸形和动静脉畸形等,其中动静脉畸形为高流量血管畸形,过去被称为蔓状血管瘤,其结构特点为在不同程度的静脉畸形或毛细血管畸形的基础上,伴有先天性动静脉瘘存在,病灶及周围区域内可见由大动静脉瘘和泛发的大量微小动静脉瘘共同构成的畸形血管结构。

4.1.1.2 流行病学

血管畸形是最常见的先天性血管系统发育异常,是一组常见的血管疾患,发病率约2%,发生在口腔颌面部者占全身的40%～60%,主要在颜面皮肤、皮下组织、肌层、口腔黏膜,其次为四肢、躯干等部位,也可发生于内脏、大脑等器官和组织,不仅影响人体的外貌、解剖结构、生理功能,而且由于其造成畸形及容貌缺陷给患者带来巨大的精神压力甚至心理障碍。还有一部分因病变复杂,累及范围较广泛,且发生溃疡、感染、出血,或特殊部位危及生命,而治疗上又没有特别有效的手段,给医务工作者带来了极大的困惑与挑战。

4.1.1.3 发病机制

(1) **毛细血管畸形** 从病理生理研究上看,除了先天血管发育畸形的病例基础外,有作者还发现病灶周围的神经分布密度减少,提示毛细血管畸形的血管扩张与血管缺乏神经支配有关。国内的研究也发现,随着年龄的增加,出现的结节状增生的改变中,以单纯的扩张为主,没有发现细胞增殖和血管新生的迹象,是一种随年龄而逐渐进行性血管扩张的过程,可能伴有局部微小动静脉瘘的存在。

(2) **静脉畸形** 在出生时即存在,不同于肿瘤等后天获得性疾病,在以后漫长的自然病程中,常常随着身体发育而相应成比例生长,青春期或怀孕时体内激素水平的改变,或创伤、感染等因素的刺激,均可促进病变的生长,出现畸形血管扩张迂曲、病灶内血栓、静脉石或新的动静脉沟通,甚至引发感觉、活动异常,关节畸形等功能障碍,这些均提示了静脉畸形病变存在着病理结构的不稳定性,以及进行性发展的"恶性化"特点。由于静脉畸形由衬有内皮细胞的无数血窦所组成,伴有血管平滑肌细胞,处于大量的细胞外基质(extracellular matrix,ECM)中,有 ECM 的降解、重构及血管成形和重塑的病理基础。对于以降解 ECM 为主要生理功能的基质金属蛋白酶/基质金属蛋白酶抑制剂来说,特别是基质金属蛋白酶-9 (matrix metalloprotein-9,MMP-9)/基质金属蛋白酶抑制剂-1 (tissue inhibitor of metalloproteinase-1,TIMP-1),很可能参与静脉畸形 ECM 的降解、重构及其内血管成形和重塑的过程,从而导致血管畸形呈进行性发展,而且可能出现弥漫性、浸润性生长的"恶性化"病理过程。上海交通大学医学院附属第九人民医院血管外科通过免疫组化研究,发现 MMP-9 在周围静脉畸形中总表达率为82.35%,MMP-9 蛋白阳性染色主要见于静脉畸形组织微小血管内皮细胞胞质及胞膜,呈棕黄色,部分血管平滑肌细胞可见阳性染色,血管中膜阳性染色多见,外膜基本无阳性染色,少量细胞外间质细胞和血细胞阳性染色,部分重度反应者可见细胞核阳性染色,说明 MMP-9 的表达与静脉畸形的发生有关系密切。MMP-9 在静脉组织内可能受到某种因素激活,这些因素可能是创伤、炎症,或是青春期、怀孕等体内激素改变,而静脉畸形内血液淤滞所造成的缺血、缺氧环境是不容忽视的因素。这些因素所致人体内环境的变化刺激血管内皮细胞、平滑肌细胞、中性粒细胞、巨噬细胞等,使 MMP-9 被大量分泌并激活。正常组织内,MMP-9 缺乏必要的分泌刺激因素,呈低表达,一旦正常组织和部分非浸润病变,受到内外刺激因素的明显影响,各种产 MMPs 细胞受到激活后,分泌 MMP-9 蛋白大量增加,产生瀑布效应,过度启动细胞外基质 ECM 的降解,破坏血管基底膜,产生内皮细胞的移位、炎症细胞浸润等诱发血管成形和重塑,病灶逐步在周围组织内进行性生长,形成类似肿瘤组织浸润的现象。

(3)动静脉畸形　目前研究未发现动静脉畸形有增殖能力的依据,主要认为是畸形血管在异常血流动力学作用下的结果,更确切的机制至今仍然存在争议。动静脉畸形血管结构引发异常的血流动力学状态,导致局部的血流阻抗更低,血流量加大,促使病灶进一步扩张和发展。病灶中的组织一方面因为阻抗低而"盗血",占用大量的血流,另一方面又因动静脉瘘效应导致滋养区域的缺氧状态,使局部组织的营养和愈合能力都较低下,同时缺氧还可能导致新生血管形成而加重原发疾病。广泛的动静脉瘘造成回心血量的大大增加,导致心脏容量负荷增大,形成心功能不全及衰竭的潜在危险。

4.1.2　诊断

动静脉畸形是由联系密切的供血动脉与引流静脉间的大量不规则血管(血管巢)所组成,缺乏毛细血管床。动静脉畸形男女发病率相似,青春期、怀孕或激素治疗的激素水平变化可能刺激其生长。国际脉管性疾病研究协会(International Society for the Study of Vascular Anomalies,ISSVA)Schobinger 分型将动静脉畸形在临床上分为 4 期。

Ⅰ期:静止期,毛细血管性色素沉着或微小皮肤搏动性包块。

Ⅱ期:临床扩展期,病情和临床症状加重,表现为界限不清的膨隆,皮肤呈现正常或暗红色,皮温升高,触诊动脉搏动更加有力,听诊可闻吹风样杂音,质地较硬,无明显压缩感,可见增大引流静脉。

Ⅲ期:组织破坏期,出现破溃、出血、骨损害等并发症。

Ⅳ期:失代偿期,过度动静脉分流致循环血量增加、心动过速和心室肥大,引起心力衰竭,发病率约 2.5%。

动静脉畸形可累及头颈部、躯干、内脏器官(如肺、肝、肾、脾和胰),可局限,多数弥漫,累及多层组织,出现出血、破溃或肿块巨大时可损害邻近或全身组织器官。

肢体的动静脉畸形典型表现为皮温高、皮色红、质韧、肿胀的软组织包块,引流静脉通常清晰可见,并可触及震颤,听诊可闻及杂音,并发软组织缺血和水肿时,往往导致溃疡。皮肤破溃甚至坏死的原因,部分是由于动静脉分流的关系,与软组织静脉高压和肿块压迫作用也关系密切。溃疡最终可能引发致命的出血,或并发感染,没有溃疡和外伤的自发性出血很少见。病灶巨大、持续时间长或发生于婴幼儿者,可致充血性心力衰竭。

动静脉畸形特征性的影像学表现为粗大的供血动脉和引流静脉,CT 增强或 MR T_1 和 T_2 加权像旋转回音序列上显著的流空效应可助诊断。在 MR 梯度回音序列上血管影表现为高亮信号,通常不显示实质包块或血管巢,这与血肿表现明显不同。若病灶内有出血可出现各种不同的信号变化。CT 和 MR 也有助于发现软组织水肿与骨骼变化。肢体的病变根据病史与体格检查易于诊断,影像学诊断有助于进一步明确病变的范围和深度。对于肺动静脉畸形,CT 诊断优于 MR。腹部内脏器官动静脉畸形大多需要通过 CT 或 MR 得到明确诊断。血管造影因其创伤性,目前很少用于常规诊断,仅用于疑难疾病诊断和栓塞治疗,但血管造影显示供血动脉、畸形血管巢和引流静脉最为清晰。

4.1.3 治疗

大多数的动静脉畸形累及多个手术层次,浸润深部组织,完整手术切除难度很大,严重出血的风险很高,甚至可能导致组织器官损害。经过成功栓塞治疗后,手术切除的可能性则大大增加。但目前的栓塞技术还不足以达到完全、彻底地阻塞消除病灶,主要还是用以控制疾病症状,比如疼痛、远端缺血性溃疡、出血和充血性心力衰竭等。对于肢体广泛性的动静脉畸形,如果无法施行栓塞术控制症状,截肢可能是最终的办法。

施行栓塞之前,通常需要进行诊断性动脉造影。最好栓塞与造影分期进行,一方面可以减少造影剂量,另一方面可以有充足的时间准备合适的栓塞器械和材料。而对于小儿患者,造影与栓塞需要在全麻下操作,为减少全麻风险,一般同期进行。

目前的栓塞技术以超选择性动脉插管栓塞为佳,需配合使用微导管技术。该技术目的是选择性地栓塞畸形"血管巢"的供养动脉,而不影响对邻近器官组织的必要血供,达到精确"靶效应"。由于大多数的动静脉畸形病灶有大小不等多根供养动脉和引流静脉,因此超选栓塞技术要求比较高,难度大,而且相当费时。栓塞需要尽可能靠近血管巢,由远及近,尽可能栓塞所有供养血管。如果阻塞太靠近供养血管近端,则可能导致新的供养血管生成,导致栓塞失去相应疗效,这也是复发的常见原因。另外,过早阻塞供养血管近端,也就不能进一步深入血管巢进行栓塞,栓塞的效果不能满意。如果经动脉途径不能很好栓塞病灶,那么直接穿刺,甚至经静脉途径均是可行的

4.1.3.1 PVA 颗粒

聚乙烯醇(polyvinyl alcohol,PVA)颗粒大小从 50 μm 到 1 000 μm 不等。栓塞颗粒的大小取决于所需栓塞血管的直径,必须足够大,避免进入静脉系统。PVA 的栓塞往往不完全,效果比较短暂,复发率很高,反而影响复发后进一步栓塞治疗,所以目前一般用于手术切除前辅助治疗,减少术中出血。

4.1.3.2 无水乙醇

无水乙醇是一种非常强效的栓塞剂,它通过强烈的炎症反应来破坏血管壁成分。乙醇栓塞的技术重点是要尽可能地加大无水乙

醇对血管巢的破坏作用,同时防止乙醇对其他重要组织器官的损害。一般采用超选择性导管技术或直接经皮穿刺,将无水乙醇准确送入血管巢。阻断供养动脉或引流静脉有助于加强栓塞作用,可使乙醇较长时间滞留在血管巢内。供养动脉阻断可使用球囊导管,如果不可行,就进行引流静脉阻断,方法有止血带、血压袖带或手动压迫,可根据病灶的部位进行相应调整。通过造影,可以估计栓塞剂需要的剂量,一般为引流静脉显示前所需要使用的造影剂量。每次注入乙醇后,让其滞留几分钟后再松开供养血管或引流血管的阻断,随后再进行造影,直至造影剂滞留在血管巢内为治疗最终目标。无水乙醇栓塞的效果明显,并发症发生率比较高,据报道最高达15%,最重要的是要评估毗邻重要组织器官发生坏死的风险,特别是皮肤组织。总剂量也需要控制,如果超过 1 ml/kg 或大于 60 ml,则出现全身性中毒反应的风险明显加大。虽然并发症大多有其自限性或可以成功治愈(比如皮肤坏死可通过植皮来治疗),但神经损伤往往呈永久性。为减少栓塞引起的局部或全身的反应,有学者建议全部患者均使用全麻,更多的学者仅对小儿使用全麻,成年患者可使用镇静剂令其处于清醒状态,如此可以及时评估乙醇栓塞后的局部或全身反应,特别是评估肢体的神经损害情况。

4.1.3.3　组织胶

组织胶(N-butyl-cyanoacrylate,NBCA;N-丁基氰基丙烯酸酯)在血管巢内形成紧密的充填物而达到治疗的目的。它以液体形式注入,遇血液中离子物即产生多聚反应而形成固态。NBCA 可使用于非常高流速的动静脉畸形,可以快速阻塞病灶,而避免栓塞剂流入静脉系统。相比无水乙醇而言,NBCA 并不彻底破坏血管巢,可能最终导致血管巢再通。

4.1.3.4　弹簧圈和可脱卸式球囊

弹簧圈和可脱卸式球囊只能阻塞近端供养动脉,对血管巢阻塞效果差,不建议使用于动静脉畸形,特别是肢体部位,除非动静脉瘘支特别大,或者没有组织胶等栓塞材料。

4.1.3.5 乙烯-乙烯醇共聚物

乙烯-乙烯醇共聚物(ethylene-vinyl alcohol copolymer, Onyx),是近来出现的一种新的生物相容性液态栓塞剂,溶于二甲基亚砜(dimethyl sulfoxide, DMSO)溶液后使用。当该混合物与血液相遇后,DMSO迅速扩散开,而Onyx则在原位迅速固化形成柔软而有弹性的不与血管壁粘连的栓塞体。溶于DMSO中的Onyx浓度决定了栓塞的速度,浓度越低栓塞速度越慢,但在沟通支中的栓塞距离也更远,适合于低流量的静脉畸形病变。相反,高浓度适合于高流量的动静脉畸形病变,栓塞速度快则可避免栓塞剂流入引流静脉,引起肺栓塞。由于Onyx比NBCA更能进入畸形病灶的异常丰富的沟通支,故栓塞效果更为理想。另外,Onyx不与血管粘连可保持血管的完整性,故栓塞术后的手术切除比NBCA也更容易。远期疗效有待进一步验证。

4.1.4 并发症

选择性插管栓塞治疗主要用于动静脉畸形,目前技术还未完善。如果栓塞剂达不到血管巢内部或没有得到充分栓塞,则治疗易失败。其他并发症还有远端组织器官误栓塞、正常血管血栓形成、恶心呕吐、疼痛、发热、水肿以及栓塞后综合征。作为强有效的硬化剂,无水乙醇的作用不言而喻,但其并发症发生率也相当高,可达10%~15%。局部并发症有组织坏死、神经病变和皮肤破溃等。全身性并发症有中枢神经系统障碍、低血糖症、高血压、肺动脉高压、心律失常、心动过缓、肺血管收缩、纤维蛋白原消耗性弥散性血管内凝血(disseminated intravascular coagulation, DIC)、血红蛋白尿、肺栓塞、心力衰竭,最终导致死亡。手术切除可导致术后出血,须合理地运用止血带,以减少术中、术后的出血。

4.1.5 预后

对于局灶性和部位较表浅的患者,在控制血流的情况下,先做瘘支结扎,再行病灶切除,可取得较好临床效果,复发率低。然而,大多数的先天性动静脉畸形患者,其病变呈弥散性,部位较深或累及重要组织、器官,手术无法切除或术中无法控制出血,治疗非常困难。根据其病变的部位和范围,采用不同的治疗方法,如病变位于主干血管周围,切除病灶有可能损伤主干血管者,则行瘘支结扎、病灶切除和血流重建术;如病灶弥散、位置较浅,则采用分期、分段结扎瘘支和病灶切除,术前或术中行介入栓塞,皮肤缺损可行皮瓣移植;如病灶位置深或累及重要组织、器官,则采用一次或多次介入栓塞治疗。对于弥散性、范围较广的动静脉畸形患者,经治疗后大部分有不同程度复发,症状加重者必须行截肢或截趾(指)术,但这些患者术后短期内症状均有不同程度缓解,患者的生活质量得到明显改善,对合并有严重症状的病变采用手术和介入治疗是必要的。手术或介入的重点是切除或闭塞病灶,因为只有去除和闭塞病灶才能消除血流的压力差,消除"蓄水池效应",阻断病变的发生和发展。因此如何彻底去除先天性动静脉畸形的病灶,是今后治疗本症的研究方向,理想的栓塞剂的出现越来越值得期盼。总之,单一的治疗模式已经不能满足现实的需要,多学科(包括皮肤科、血管外科、整形外科、放射科、耳鼻喉科和颌面外科等)综合治疗血管畸形的模式是今后的发展方向。

4.1.6 典型病例

【典型病例4.1】

患者男性,18岁。自幼左足底肿块,伴溃破渗血半年。

查体:左足底近第1~3足趾见一肿块,突出表面约10 cm×8 cm×6 cm,质硬,边界清晰,局部表面部分溃破结痂,肿块基地皮温高,扪及震颤。左足背动脉搏动扪及(图4.1)。

左足动脉CTA:提示左足动静脉畸形(图4.2)。

治疗过程:左足底动静脉畸形病灶切除术(图4.3)。

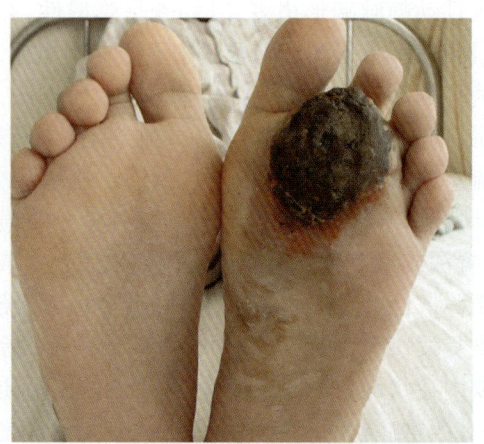

图 4.1　左足底动静脉畸形术前大体观

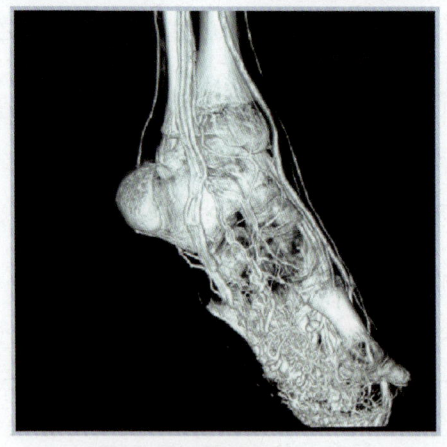

图 4.2　左足动脉 CTA 检查

CTA 提示左足底动静脉畸形,足底前掌见异常造影剂浓聚区

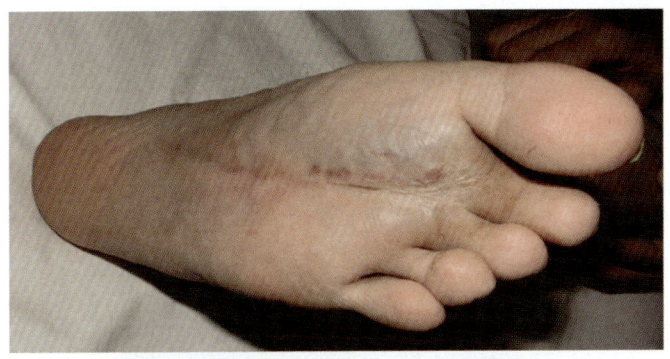

图 4.3 左足底动静脉畸形病灶切除术后大体观

【典型病例 4.2】

患者男性,15 岁。自幼右臀部肿大,伴溃破、间断性出血不止 1 年余。

查体:右臀部肿大明显,见大片痂皮形成,局部溃疡伴渗血,皮温高,扪及震颤(图 4.4)。

治疗过程:右髂内动脉弹簧圈栓塞+右臀部硬化剂+无水乙醇病灶栓塞术(图 4.5、图 4.6)

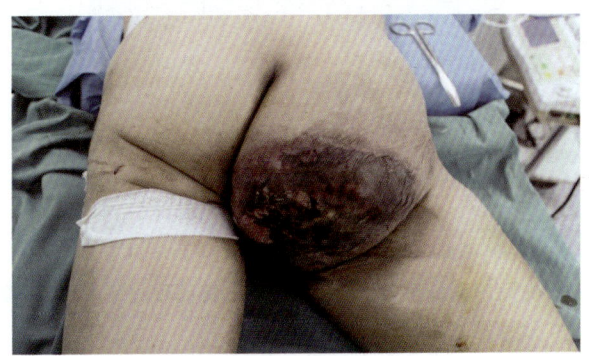

图 4.4 右臀部髂内动静脉畸形术前大体观

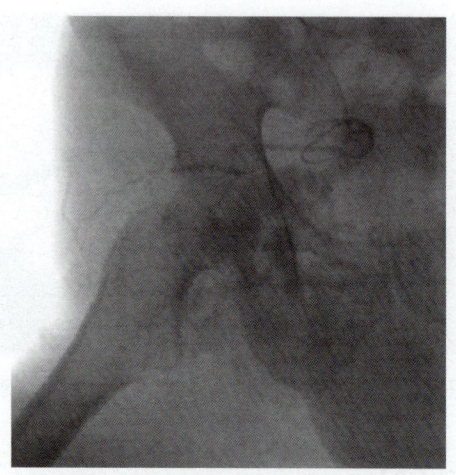

图 4.5　术前右髂内动脉 DSA 检查

右髂内动脉造影见臀上和臀下动脉供血区域大片造影剂浓聚,动脉增粗明显,静脉像提前显影

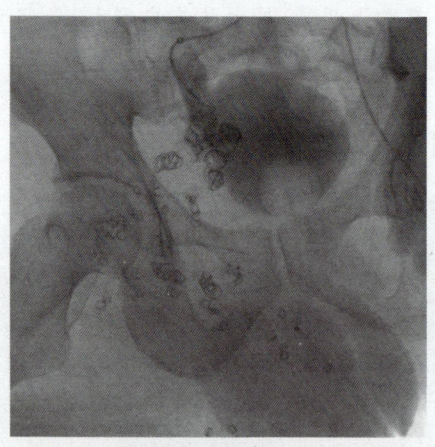

图 4.6　右髂内动脉瘘支弹簧圈栓塞+右臀部硬化剂+无水乙醇病灶栓塞术后 DSA 检查

治疗后右髂内动脉造影见臀上和臀下动脉完全闭塞,造影剂浓聚区消失,静脉像无提前显影

（殷敏毅）

4.2 继发于慢性深静脉血栓的动静脉畸形

4.2.1 概述

继发于慢性深静脉血栓的动静脉畸形(post-chronic-deep-venous-thrombosis arteriovenous malformation,Post-CDVT AVM)临床上相对少见,其临床表现和后果与一般的 AVM 存在共性,但鉴于慢性深静脉血栓(chronic deep venous thrombosis,CDVT)的病理基础,在治疗上具有其自身的特点。

4.2.2 诊断

多数患者存在明确的深静脉血栓(DVT)病史,少数患者否认 DVT 病史,但超声、计算机断层扫描静脉造影(computed tomographic venography,CTV)、磁共振静脉造影(magnetic resonance venography,MRV)或者数字减影血管造影(digital subtraction angiography,DSA)发现下肢深静脉闭塞,追问病史提示有过急性下肢肿胀史和(或)慢性反复下肢肿胀。临床表现主要包括反复下肢肿胀,肿胀程度常高于一般的深静脉血栓后综合征(post-thrombotic syndrome,PTS),可伴发淋巴管炎,色素沉着和溃疡,对患者的生活质量影响常较显著。超声简便易行,可以发现深静脉慢性闭塞,动静脉瘘的存在;CTV 和 MRV 可以获得进一步提示,CTV 时比较理想的获取动脉期和静脉期 2 个时相数据,以便发现动静脉瘘的具体位置;DSA 仍是诊断金标准,可以发现下肢深静脉反流等间接征象,同时下肢动脉造影,以显示动静脉瘘的确切部位。

4.2.3 治疗

治疗总体分为保守和手术治疗。保守治疗适用于:①症状相对较轻,对生活质量影响较小;②全身情况差,手术获益难以显著超越预期风险;③严重的碘造影剂过敏。

手术指征主要包括:①下肢肿胀显著,严重影响生活质量;②溃疡反复发作或者迁延不愈;③反复发作下肢淋巴管炎;④出现静脉高压相关的右心衰表现。Post-CDVT AVM 的手术方式与 PTS 具有较多共同之处,包括开放和腔内两种途径,Post-CDVT AVM 相比 PTS 所不同的是:AVM 增加了开放手术解剖分离的难度及其出血风险,使得腔内微创治疗的微创优势更加突出,加之日益丰富的腔内器材以及不断熟练的操作技术,腔内手术成为目前手术治疗的首选方法。具体的腔内和开放手术方法和要领,参见 3.3 下肢深静脉血栓形成后综合征。本章重点讨论针对 Post-CDVT AVM 的腔内手术策略,主要包括:①开通闭塞静脉;②封堵供血动脉;③两者结合。

4.2.3.1 开通闭塞静脉

目前有关 Post-CDVT AVM 的形成机制,多数学者主张:CDVT 所促发的血管新生造成了动静脉之间的异常沟通,形成了动静脉瘘和 AVM。基于这一推断,开通闭塞的深静脉成为术式的重要选择。

(1)**优点** ①针对发病形成机制,从根本上去除病因;②促进和改善远端肢体的静脉回流,有利于症状尽快消退;③避免动脉系统植入覆膜支架,规避移植物闭塞和缺血风险。

(2)**不足与潜在风险** ①未能阻断动静脉之间的瘘口,术后动静脉瘘仍然存在(典型病例 4.3),静脉高压不能有效缓解,仍然面临静脉回流障碍和心脏前负荷升高潜在风险;②CDVT,尤其 PTS 所致的静脉慢性闭塞开通困难时,可能并发静脉破裂,一旦发生,在动静脉瘘背景下较一般的 PTS 开通手术时的出血量大,控制相对困难,威胁相对大。

4.2.3.2 封堵动脉

采取封堵动脉的策略来治疗 Post-CDVT AVM 主要基于:解除或者显著降低动脉灌注导致的静脉高压,减少静脉回流阻力,从而缓解症状。其优缺点与开通闭塞静脉存在较强的互补性。

(1)**优点** ①阻断动静脉之间的直接沟通(典型病例 4.2),有效去除了动脉所传导的高压,缓解静脉高压,规避了单纯开通静脉致使心脏前负荷升高的潜在风险;②规避静脉开通时的破裂风险。

（2）缺点　①覆膜支架闭塞和缺血风险;②未能消除"静脉闭塞"这一根本病因。

4.2.3.3　封堵动脉+开通静脉

这一策略集合了上述两种方法的优势,突出优点是彻底性强,同时降低静脉灌注压力和促进其回流,可以较快地缓解症状(典型病例3)。潜在的缺点是手术耗时相对长。

4.2.4　并发症

常见的并发症与PTS腔内开通类似(见PTS章节3.3),但值得注意的是,如果发生静脉破裂,由于动静脉瘘(arteriovenous fistula, AVF)的存在,出血量大而快,需要立即处理。

4.2.5　典型病例

【典型病例4.3】

患者女性,66岁。左下肢反复肿胀3年余,加重6个月。3年前左下肢外伤后深静脉血栓(DVT)史(彩超证实)。入院CTA与CTV显示双侧下肢动脉通畅,左下肢深静脉闭塞,动静脉瘘形成(图4.7A)。右侧股动脉穿刺,翻山至左侧髂外动脉造影未见动静脉瘘(图4.7B),选择髂内造影见动静脉瘘形成(图4.7C)。左侧股总静脉造影显示左侧髂总静脉闭塞(图4.7D)。支架开通后左侧髂总静脉,显影良好(图4.7E)。选择左侧髂内动脉造影,动静脉瘘仍然存在(图4.7F)。术后1周CTA可见动静脉瘘瘘口仍然存在(图4.7G)。患者下肢肿胀症状缓解,下肢浅静脉曲张改善(图4.8)。

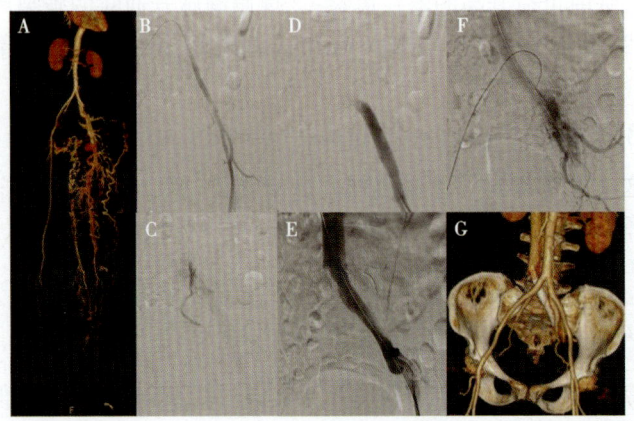

图 4.7　入院 CTA 与 CTV 显示双侧下肢动脉通畅,左下肢深静脉闭塞,动静脉瘘形成

A. 入院 CTA 与 CTV 显示双侧下肢动脉通畅,左下肢深静脉闭塞,动静脉瘘形成　B. 右侧股动脉穿刺,翻山至左侧髂外动脉造影未见动静脉瘘　C. 选择髂内造影见动静脉瘘形成　D. 左侧股总静脉造影显示左侧髂总静脉闭塞　E. 支架开通后左侧髂总静脉,显影良好　F. 选择左侧髂内动脉造影,动静脉瘘仍然存在　G. 术后 1 周 CTA 可见动静脉瘘瘘口仍然存在

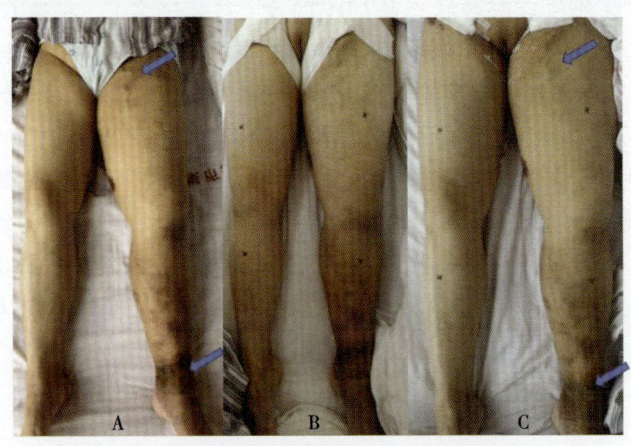

图 4.8　左下肢深静脉闭塞,动静脉瘘形成

术后下肢肿胀症状缓解,下肢浅静脉曲张改善

A. 术前　B. 术后第 1 天　C. 术后第 3 天

【典型病例 4.4】

患者男性,55岁。左下肢肿胀、红、痛3个月。左下肢深静脉血栓(DVT)史3年,术后出现左大腿皮温高,浅表静脉曲张。查体:左下肢均匀高度肿胀,皮温高,伴有大腿浅表静脉曲张,于大腿根部以及外侧触及血管震颤,左股动脉搏动(++),腘动脉搏动(++),足背动脉搏动(+),胫后动脉搏动(+),左小腿外侧可及一椭圆形溃疡,大小约5 cm×3 cm,深达肌层,创面周围轻度红肿,无明显压痛,少量脓性渗出。下肢动脉造影发现髂内动静脉瘘形成(图4.9A),股浅动脉近端(近腹股沟处)、中段可见两处动静脉瘘管,与股静脉交通。植入弹簧圈(Interlock,6 mm×20 mm、12 mm×40 mm)栓塞髂内动脉分支(图4.9B),覆膜支架(Viabahn,13 mm×5 cm)覆盖左髂内动脉,再次造影左髂内动脉血流消失(图4.9C),动静脉瘘血流消失。考虑到髂动脉平面封堵瘘口已经降低静脉回流阻力、股浅动脉覆膜支架通畅率相对髂动脉低等多方面因素,未Ⅰ期处理股浅动脉瘘口。给予抗凝和双抗,2周后改为单纯双抗,3个月时肿胀显著减轻,随访至今19个月,髂动脉覆膜支架通畅,左下肢肿胀显著改善。

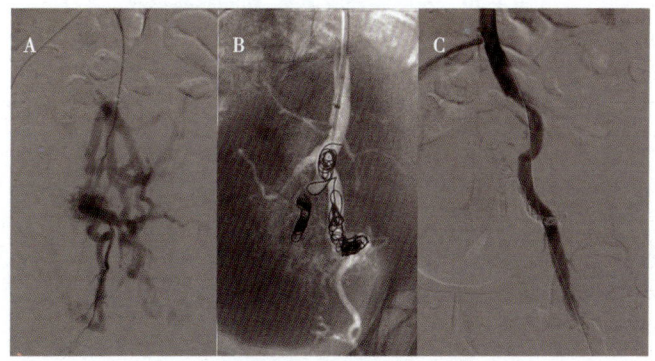

图4.9 髂内动静脉瘘形成

A.下肢动脉造影示髂内动静脉瘘形成 B.植入弹簧圈栓塞髂内动脉分支,覆膜支架覆盖左髂内动脉 C.再次造影左髂内动脉血流消失

【典型病例 4.5】

患者女性,81岁。左下肢持续肿胀伴溃疡6个月。8个月前左

踝部骨折,并发左下肢深静脉血栓(DVT)。抗凝、加压治疗下溃疡仍然进展。CTA显示左侧髂静脉闭塞,动静脉瘘形成(图4.10A)。术中造影证实左侧髂总静脉闭塞(图4.10B),髂内动静脉瘘(图4.10C)。行左侧髂内动脉栓塞(图4.10D),左侧髂总静脉球囊扩张+支架(图4.10E)。即时动脉造影显示动静脉瘘消失(图4.10F)。术后3个月CTA和CTV显示支架通畅,动静脉瘘消失(图4.10G)。术后左下肢肿胀显著改善(图4.11)。

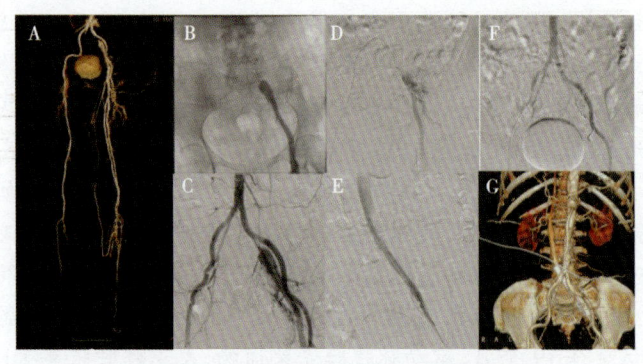

图4.10　左侧髂静脉闭塞,动静脉瘘形成

A.CTA显示左侧髂静脉闭塞,动静脉瘘形成　B.术中造影证实左侧髂总静脉闭塞　C.髂内动静脉瘘　D.行左侧髂内动脉栓塞　E.左侧髂总静脉球囊扩张+支架　F.即时动脉造影显示动静脉瘘消失　G.术后3个月CTA和CTV显示支架通畅,动静脉瘘消失

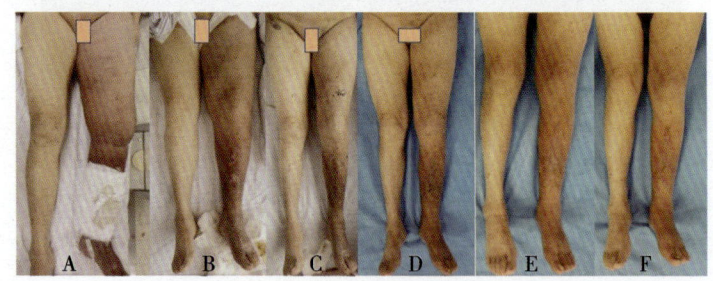

图4.11　左下肢深静脉血栓术前与术后

A.术前　B.术后第1天　C.第3天　D.1个月　E.2个月　F.4个月

(董智慧　刘坚军　刘晓兵)

4.3 下肢静脉性溃疡合并动脉闭塞

4.3.1 概述

慢性难愈性创面,俗称"溃疡",主要由于血管生成不足、神经支配受损以及细胞迁移障碍等造成。依据病因可以分为动脉性溃疡、静脉性溃疡、压力性溃疡、代谢性溃疡、感染性溃疡等8种类型。溃疡由多个因素造成的称为混合型多因性溃疡。静脉淤血性溃疡和动脉缺血性溃疡统称为血管性溃疡,是下肢慢性溃疡中较为常见的一种类型。其发病率较高,愈合慢且易复发,好发于中老年人。静脉性溃疡占血管性溃疡的绝大部分,根据血管外科的专科临床经验,在所有的下肢溃疡中,静脉性疾病导致的溃疡所占比例为90%以上,其余不足10%为动脉性硬化、血栓性闭塞性脉管炎、淋巴水肿以及神经性疾病、新陈代谢失调、血液系统紊乱和某些免疫系统疾病等所致。

静脉性溃疡也称作淤血性溃疡,主要由下肢静脉血液淤积而致,病因包括原发性下肢浅静脉瓣膜功能不全(下肢静脉曲张)、原发性下肢深静脉瓣膜功能不全、深浅交通支静脉瓣膜功能不全、下肢深静脉血栓形成后综合征、髂静脉受压综合征等。此类溃疡形成的机制,目前认为是下肢静脉瓣膜损害后均出现下肢静脉高压,继而使皮下毛细血管周围的纤维蛋白沉积,形成氧和其他营养物质的弥散屏障,这是静脉性溃疡的主要病理基础;同时血液纤溶活性降低也使得清除纤维蛋白的能力减退,在二者共同作用下,皮肤营养状况不断恶化,最终形成溃疡。因此也把这种溃疡称为淤积性溃疡。

静脉淤血性溃疡的临床表现:溃疡多发生于小腿中下1/3的内侧或外侧,以内侧较为多见,且多伴有浅静脉的曲张,周围组织肿胀、色素沉着等。局部初起常先痒后痛,色红,糜烂,迅速转为溃疡。溃疡大小不等,肉芽暗红色,表面或附有黄色脓苔,脓水秽臭难闻。

病久溃疡边缘变厚高起,皮色黯黑,浮肿或伴有湿疹。收口后易反复发作。有些长年不愈的溃疡可出现"癌变"。

动脉性溃疡也称作缺血性溃疡,主要是下肢动脉不同程度的狭窄甚至闭塞,组织供血不足所致。动脉缺血性溃疡病因包括动脉硬化闭塞征、血栓性闭塞性脉管炎、动脉栓塞以及各类免疫性疾病引起的血管炎等。

这种下肢缺血性溃疡,由供血严重不足,使得肢端缺血、坏死所致。临床表现往往有下肢的苍白、发绀、怕冷、麻木,间歇性跛行,皮肤变薄、肌肉萎缩、趾甲变形等营养障碍性表现,可有患肢皮温降低,动脉搏动减弱或消失。溃疡更好发于足趾,溃疡大小不一,肉芽苍白,或无肉芽生长,伴有足趾的发黑坏死,境界模糊,患足剧痛,彻夜不眠,抱膝而坐。如不能及时治疗改善血供,足趾的坏死可以迅速蔓延到全足甚至于小腿的坏死,最终结局往往是截肢甚至导致全身衰竭。

Nelzen 等认为有 30% 的患者发生混合型溃疡,其增多估计可能和以下因素有关:①由于下肢溃疡治疗的改善,静脉性溃疡治愈率提高,慢性的不可愈合的混合型多因性溃疡的比例上升;②人口趋势,高龄人群动脉疾病易表现为复杂的病理生理改变;③糖尿病,这会增加混合型多因性下肢溃疡的风险;④开始表现为静脉溃疡的患者,随着年龄的增加最终发展成为动脉性溃疡。

4.3.2 诊断

混合型多因性溃疡的临床观察证据的缺乏会延误疾病的处理,因此,应由受过训练的专业医师来进行评估,主要内容包括既往疾病史、发病史、治疗经过、临床症状、体征和溃疡特点等。

(1)疼痛 疼痛常常提示多因性和严重程度的变化。静脉性疼痛一般表现为下肢胀痛、钝痛、溃疡部位的跳痛,站立行走后加剧,抬高、加压包扎患肢可减轻和缓解。动脉性疼痛表现为麻木、刺痛、冷痛剧烈,遇冷加剧,得热缓解,行走后小腿腓肠肌出现间歇性跛行疼痛,严重时,静息状态下也出现疼痛,往往是严重缺血的表现。

（2）**溃疡** 动脉缺血性溃疡,好发于足趾趾端,创面肉芽苍白或无肉芽生长,呈干黑状,分泌物少,创面周围皮肤变薄、肌肉萎缩,患肢皮温降低,动脉搏动减弱或消失。静脉淤血性溃疡多发生于小腿中下 1/3 的内侧或外侧,创面大小不等,深浅不一,肉芽暗红色,表面或附有黄色脓苔,脓水多且秽臭。周围组织肿胀、湿疹、色素沉着,伴有浅静脉的曲张。

（3）**肢体状况** 动脉缺血性溃疡,肢体多苍白、发绀,皮温低、寒冷,长期动脉供血不足,肢体或足趾瘦细,皮肤菲薄,汗毛脱落,甚至骨变性吸收而出现足部萎缩,变得瘦小。静脉淤血性溃疡,肢体多暗红,有点状淤斑或片状褐色色素沉着,肢体肿胀,呈凹陷性水肿,往往晨轻暮重,行走站立后加剧,皮温略高,伴浅静脉曲张,甚则皮下结节硬块。

（4）**血管情况** 应进行完整的血管体检,包括桡动脉、股动脉、腘动脉和足背动脉、胫后动脉的搏动情况,动脉缺血性溃疡有不同程度的动脉搏动的减弱或消失,毛细血管再充盈欠佳。静脉淤血性溃疡有浅静脉的曲张,伴发浅静脉炎的则有条索结节肿痛。有关血管检查方法主要包括:踝肱指数、阶段性测压、动/静脉 B 超、动/静脉造影、CTA/CTV、MRA/MRV 等,可以明确评估动脉狭窄、闭塞程度,以及静脉瓣膜功能、有无血栓形成和髂静脉是否受压情况,对于诊断和治疗有重要意义。

血管性溃疡的鉴别见表 4.1。

目前,关于混合型多因性溃疡的文献少,临床证据更少。刘明等总结下肢溃疡 50 例的中西医结合治疗,其中多因性溃疡 21 例、单纯性静脉溃疡 29 例,多因性溃疡治愈率 52.38%,明显低于单纯性静脉溃疡(89.66%)。多因性溃疡虽然也可表现为某些静脉性溃疡的特征,比如发生在足靴区、溃疡周围色素沉着等,但多因性溃疡具有以下特点:发病年龄高,全身伴发疾病多,手术适应证少,病理机制复杂,治疗难度增大,疗效差。

表 4.1　血管性溃疡的鉴别

临床表现	动脉缺血性溃疡	静脉淤血性溃疡
部位	足趾趾端、前半足、足跟	小腿中下 1/3 的内侧或外侧
特点	创面肉芽苍白,或无肉芽生长,呈干黑状,分泌物少	肉芽暗红色,表面或有黄色脓苔,脓水多且秽臭
周围组织	苍白、皮肤变薄、肌肉萎缩	肿胀、色素沉着、湿疹、脱屑
肢体状况	苍白、发绀,皮温低、寒冷,皮肤菲薄,汗毛脱落,肢体或足趾瘦细,甚至足部萎缩,变得瘦小,或伴有足趾的发黑坏死	多暗红,有点状淤斑或片状褐色色素沉着,肢体肿胀呈凹陷性水肿,晨轻暮重,行走站立后加剧,皮温略高,伴浅静脉曲张,甚则皮下结节硬块,白色萎缩
疼痛	疼痛剧烈,遇冷加剧,得热缓解;肢体下垂可缓解	疼痛轻,以胀痛为主,站立行走后加剧,抬高、加压包扎患肢可减轻
血管体征	下肢动脉搏动减弱或消失,毛细血管再充盈欠佳	浅静脉的曲张,或伴浅静脉炎
踝肱指数(ABI)	≤0.8	>0.8
B 超	下肢深或(和)浅静脉瓣膜功能不全,反流时间>0.5 s,深静脉血栓形成	动脉硬化斑块形成,动脉管腔狭窄或者闭塞
CT/MR/造影	静脉管腔内血栓形成/静脉反流现象/髂静脉受压	动脉粥样硬化斑块的形成,管腔不同程度的狭窄甚至闭塞

因此,对于混合型多因性溃疡诊治的关键点在于:①在复杂的病因中明确鉴别出造成溃疡的主要因素是动脉缺血还是静脉淤血!一旦形成溃疡,应迅速改善组织有效的血液循环,手术治疗应作为首选方案。②动脉缺血和静脉淤血并重的情况下,动脉血供的重建应优先于静脉淤血的处理,可以在动脉血流恢复后,观察创面的组织生长情况,再决定是否进一步对静脉淤血情况进行手术处理。③混合型多因性溃疡的病因非常复杂,血管(动脉/静脉)的治疗是

极为重要的一步,为溃疡的后续治疗提供了坚实基础,同时我们也应该认识到血管治疗是溃疡的整个治疗方案的第一步,针对其复杂的病因,同时还需要进行积极的抗感染、营养支持、控制血糖、创面的清创、换药、植皮或修复以及中医药的合理运用,促进溃疡创面的愈合。

4.3.3 治疗

对于混合型多因性溃疡的血管因素治疗,主要在于:①促进血管的生成;②在改善动脉血流,维持足够的动脉压力的同时,降低静脉压力的减压治疗(加压包扎)。加压包扎依赖于医生准确的包扎技术,对于多因性溃疡的动脉缺血情况评估,踝肱指数(ABI)是目前临床反映肢体动脉血流简单而有效的检测方法之一。ABI<0.5的患者具有严重的动脉供血不足,需要及时外科手术干预进行动脉重建,一般不能采用加压包扎,否则加重肢体的缺血,溃疡不仅不能愈合,甚至可能出现坏死。ABI 在 0.5~0.8 的患者可以进行加压包扎,但必须在专业医生的严密观察下进行,注意观察创面颜色、皮温、渗出物、疼痛以及肢体血供情况的变化,减压的程度是主观的,及时调整压力水平也是必要的。如果治疗无效并且 ABI 持续下降,则需重新评估是否进行动脉重建术。ABI>0.8 的患者具有较好的动脉血供,只要皮肤的微循环未严重受损,皮肤没有浸润感染,通常可以减压治疗。

4.3.4 典型病例

【典型病例 4.6】

患者男性,73 岁。左下肢外踝处溃破 3 个月伴疼痛。

患者双下肢静脉曲张已有 20 余年,左小腿反复溃疡 5 次。10 年前曾行左大隐静脉抽剥术。3 个月前有外踝处无诱因下出现皮肤溃破,自行换药后无缓解。当地社区医院以"下肢静脉溃疡"治疗,给予抗感染、改善静脉功能、清洁换药等治疗,创面出现干黑、增大,疼痛剧烈。

专科体检:左外踝处溃破,创面约 8 cm×5 cm,干黑无肉芽,左小腿皮下可及浅静脉条索结节,广泛色素沉着伴白色萎缩瘢痕,足皮肤温度降低,略显苍白,足背动脉(±)、胫后动脉(±)、腘动脉(±~+)、股动脉(+)。

诊断:下肢溃疡。

患者有明确的静脉曲张和静脉性溃疡病史,但本次发病有创面干黑、疼痛剧烈、足皮温降低、动脉搏动减弱的特点,不同于普通的单纯性静脉溃疡,存在一定程度的动脉缺血,属于混合型多因性溃疡(图4.12)。这是造成本次溃疡经久不愈的主要原因。进一步的血管检查:①下肢静脉B超示,双下肢深静脉通畅,未见血栓;左股静脉反流时间>1.5 s,腘静脉反流时间>1.0 s,右股静脉反流时间>0.5 s。②CTA示,双下肢髂股动脉广泛硬化斑块形成,左股浅动脉狭窄闭塞,右股浅动脉狭窄,右腘动脉以下严重狭窄闭塞(图4.12)。③ABI检测,左侧0.7,右侧0.2。进一步治疗,在局麻下行右下肢动脉球囊扩张、股浅动脉支架置入术(图4.13)。术后抗血小板聚集、扩血管、中药活血化淤、清洁换药;术后患足疼痛缓解。术后5 d,创面出现肉芽生长,干黑组织逐步液化,下肢有肿胀,继续前治疗基础上,外用红油膏去腐生肌,局部创面加压包扎降低静脉压力。术后32 d,创面愈合(图4.14)。

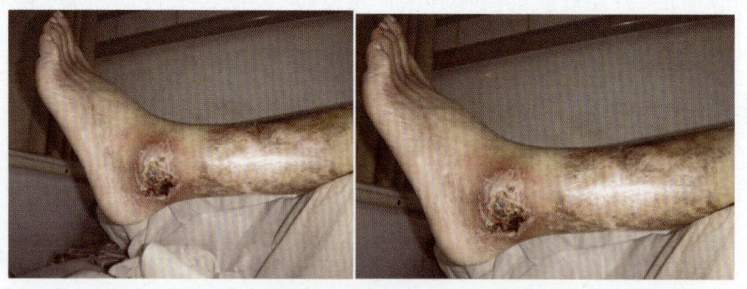

图4.12 混合型多因性溃疡:静脉性溃疡合并动脉缺血(术前)

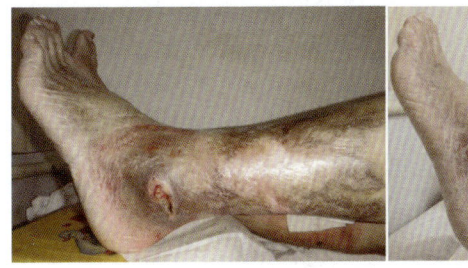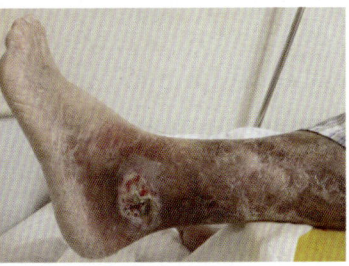

图4.13 动脉球囊扩张术股浅动脉支架置入术后

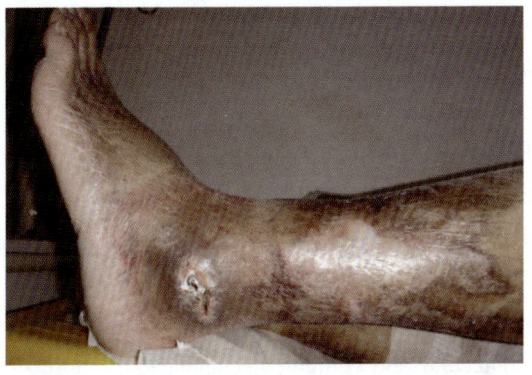

图4.14 接续性中西医结合治疗,创面愈合

(方豫东)

参考文献

[1] 刘晓兵,黄新天,陆信武,等.高功率半导体激光腔内治疗静脉畸形[J].中华普通外科杂志,2009,24(2):163-164.

[2] BURROWS P E, MASON K P. Percutaneous treatment of low flow vascular malformations [J]. J Vasc Interv Radiol, 2004, 15(5): 431-445.

[3] HUANG Y, JIANG M, LI W, et al. Endovenous laser treatment combined with a surgical strategy for treatment of venous

insufficiency in lower extremity: a report of 208 cases[J]. J Vasc Surg,2005,42(3):494-501.

[4] MANRITA K,SIDHU M D,JONATHAN A,et al. Ultrasound-guided endovenous diode laser in the treatment of congenital venous malformations: preliminary experience[J]. J Vasc Interv Radiol,2005,16(16):879-884.

[5] TAYLOR R R,SLADKEVICIUS E,GUEST J F. Modelling the cost-effectiveness of electric stimulation therapy in non-healing venous leg ulcers[J]. J Wound Care,2011,20(10):468-472.

[6] KURDAL A T,CERRAHOGLU M,ISKESEN I,et al. Subfascial endoscopic perforator surgery ameliorates the symptoms of chronic ulcer(C6) patients[J]. Int Angiol,2010,29(1):70-74.

[7] SINGER A J,CLARK R A. Cutaneous wound healing[J]. Journal of Burn Care & Research,2007,341(4):738-746.

[8] O'DONNELL T F. The role of perforators in chronic venous insufficiency[J]. Phlebology,2010,25(1): 3-10.

[9] EMING S A,KRIEG T,DAVIDSON J M. Inflammation in wound repair: molecular and cellular mechanisms[J]. J Invest Dermatol,2007,127(3):514-525.

[10] JEFFCOATE W J,HARDING K G. Diabetic foot ulcers[J]. Lancet,2003,361(9368):1545-1551.

[11] BLAKYTNY R,JUDE E. The molecular biology of chronic wounds and delayed healing in diabetes[J]. Diabet Med,2006,23(6):594-608.

[12] ROSADO-CANTO R, MARTINEZ-BENTINEZ B, CARRILLO-PEREZ D L. Arteriovenous fistula thrombosis with mycobacterial infection[J]. Kidney Int,2017,92(4):1019.

[13] LINK D P,GARZA A S,MONSKY W. Acquired peripheral arteriovenous malformations in patients with venous thrombosis: report of two cases[J]. J Vasc Interv Radiol,2010,21(3):387-391.

中英文名词对照

Diamondback 360°外周轨道斑块切除系统(Diamondback 360° peripheral orbital atherectomy system)
N-丁基氰基丙烯酸酯(N-butyl-cyanoacrylate,NBCA)
Pantheris OCT 图像引导斑块切除装置(Pantheris OCT image guided atherectomy device)
靶病变血运重建(target lesion revascularization,TLR)
补救支架植入(bailout stent)
彩色多普勒超声检查(color Doppler ultrasound,CDU)
残桩(stump)
苍白(pallor)
侧支通过技术(transcollateral crossing)
成纤维细胞生长因子(fibroblast growth factor,FGF)
创缘上皮化(edge epithelial,E)
磁共振动脉造影(magnetic resonance angiography,MRA)
磁共振静脉造影(magnetic resonance venography,MRV)
磁共振血管造影(magnetic resonance angiography,MRA)
低密度脂蛋白胆固醇(low-density lipoprotein cholesterol,LDL-C)
定向斑块切除术(directional atherectomy)
动静脉瘘(arteriovenous fistula,AVF)
动脉硬化闭塞症(arteriosclerosis obliterans,ASO)
短暂性脑缺血发作(transient ischemic attack,TIA)
对吻导丝技术(kissing wire technique)
二甲基亚砜(dimethyl sulfoxide,DMSO)
反向控制正向和逆向亚内膜跟踪技术(reverse controlled antegrade

and retrograde subintimal tracking technique)

泛大西洋协作组织(Transatlantic Inter-Society Consensus,TASC)

非血栓性髂静脉受压综合征(nonthrombotic iliac vein compression lesions/syndrome,NIVCLs)

分化分子簇11b(cluster of differentiation molecule 11b,CD11b)

肝细胞生长因子(hepatocyte growth factor,HGF)

感觉异常(paresthesia)

供血区域(angiosome)

光电容积描记(photoelectric plethysmography,PPG)

光学相干断层成像(optical coherence tomography,OCT)

轨道斑块切除术(orbital atherectomy)

国际静脉联盟(International Union of Phlebology,UIP)

国际脉管性疾病研究协会(International Society for the Study of Vascular Anomalies,ISSVA)

踝肱压力指数(ankle brachial pressure index,ABPI)

踝肱指数(ankle brachial index,ABI)

计算机断层扫描动脉造影(computed tomography arteriography,CTA)

计算机断层扫描静脉造影(computed tomographic venography,CTV)

间歇性跛行(intermittent claudication,IC)

减容技术(debulking technology)

经导管斑块切除术(transcatheter atherectomy)

经皮腔内血管成形术(percutaneous transluminal angioplasty,PTA)

静脉临床严重度评分(venous clinical severity score,VCSS)

静脉血栓栓塞(venous thromboembolism,VTE)

聚四氟乙烯(polytetrafluoroethylene,PTFE)

临床、病因、解剖和病理生理学分类(clinic, etiologic, anatomic and pathophysiological classification,CEAP)

临时支架(provisional stenting)

路径图(roadmap)

麻痹(paralysis)

慢性静脉功能不全(chronicvenous insufficiency,CVI)

慢性静脉疾病(chronic venous diseases,CVD)

慢性深静脉血栓(chronic deep venous thrombosis,CDVT)

慢性深静脉血栓的动静脉畸形(post-chronic-deep-venous-thrombosis arteriovenous malformation,Post-CDVT AVM)

慢性完全闭塞(chronic total occlusion,CTO)

美国静脉论坛(American Venous Forum,AVF)

弥散性血管内凝血(disseminated intravascular coagulation,DIC)

免于靶病变血管重建率[freedom from target lesion revascularizition(TLR)]

内镜深筋膜下穿支手术(subfascial endoscopic perforator surgery,SEPS)

内膜下通过技术(subintimal tracking)

内膜下血管成形术(subintimal angioplasty,SIA)

内膜下寻径及重入真腔技术(subintimal tracking and re-entry technique,STAR)

逆向通过技术(retrograde crossing)

皮肤冰凉(poikilothermia)

平行导丝技术(parallel wire technique)

髂静脉压迫综合征(iliac vein compression syndrome,IVCS)

跷跷板导丝技术(see-saw wiring technique)

球扩式金属支架(balloon-expandable metal stents)

创面组织处理(tissue management,T)

深静脉血栓(deep venous thrombosis,DVT)

深静脉血栓形成(deep vein thrombosis,DVT)

深静脉血栓形成后综合征(post-thrombotic syndrome,PTS)

湿度平衡(moisture balance,M)

受控前向和逆向内膜追踪技术(controlled antegrade and retrograde subintimal tracking technique)

数字减影血管造影(digital subtraction angiography,DSA)

疼痛（pain）
外周动脉疾病（peripheral arterial disease，PAD）
晚期管腔丢失（late lumen loss，LLL）
无脉（pulselessness）
膝下动脉（below the knee，BTK）
细胞间黏附分子-1（intercellular cell adhesion molecule-1，ICAM-1）
下肢动态静脉压（ambulatory venous pressure，AVP）
形成新生血管（neovascularization）
旋转斑块切除术（rotational atherectomy）
血管内超声（intravascular ultrasound，IVUS）
血管内皮生长因子（vascular endothelial growth factor，VEGF）
严重肢体缺血（critical limb ischemia，CLI）
炎症和感染控制（inflammation and infection，I）
乙烯乙烯醇共聚物（ethylene vinyl alcohol copolymer，Onyx）
应变容积描记（strain-gauge plethysmography，SPG）
原位病变（de novo lesions）
原位血管再狭窄（native vessel restenosis）
载药球囊/药物洗脱球囊/药物涂层球囊（drug coated/eluting balloon）
载药支架/药物洗脱支架（drug eluting stents，DES）
真腔通过技术（intimal/transluminal tracking）
正向通过技术（antegrade crossing）
支架内再狭窄（in-stent restenosis，ISR）
趾肱指数（toe branch index，TBI）
准分子激光斑块消蚀术（excimer laser atherectomy）
阻抗容积描记（impedance plethysmography，IPG）